ashtanga yoga

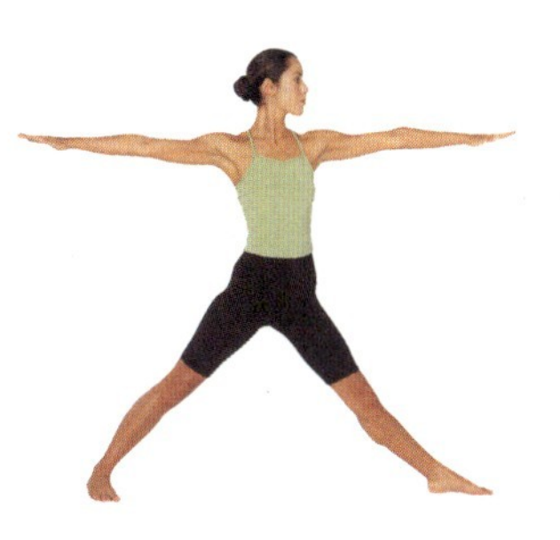

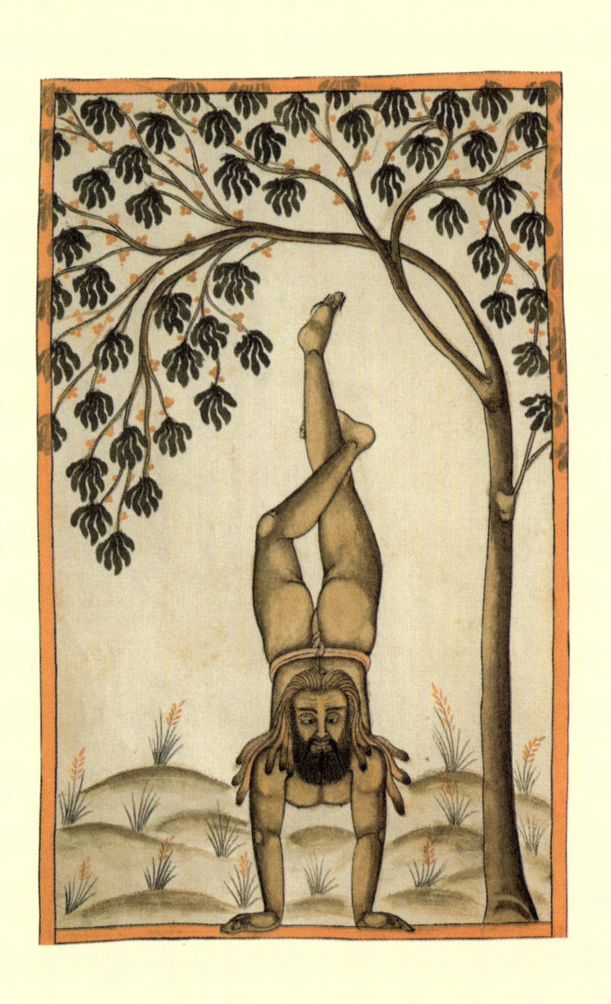

ashtanga yoga

ejercicios e inspiraciones para tu bienestar

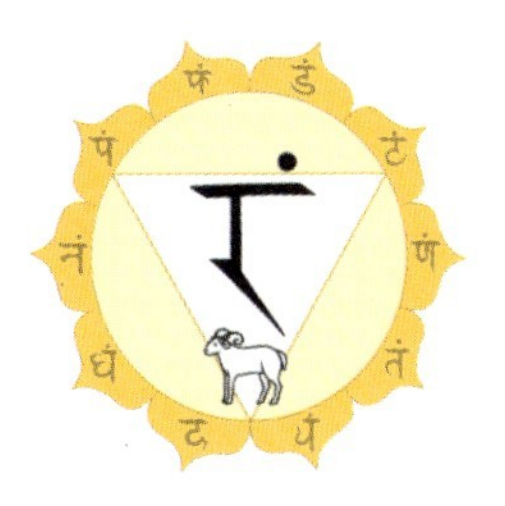

Anton Simmha

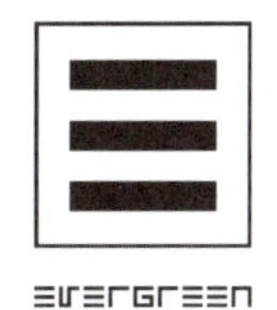

ashtanga yoga

Anton Simmha

Con amor y respeto a la memoria de Derek Ireland y a la familia global Ashtanga.

EVERGREEN is an imprint of

TASCHEN GmbH

Hohenzollernring 53, D-50672 Köln

www.taschen.com

Nombre original: Live Better: Ashtanga Yoga

Responsable de la concepción gráfica: Manisha Patel
Asistido de: Allan Sommerville
Responsable editorial:Judy Barratt
Asistido de: Lucy Latchmore

Producción: Printcompany Verlagsges.m.b.H., Viena
Traducción: Susana Navarro García

ISBN: 3-8228-4195-1

Estampado en Tailandia por Imago

NOTA DEL EDITOR

Antes de seguir los consejos o practicar los ejercicios propuestos en este libro, se recomienda que consulte a su médico sobre la conveniencia de los mismos, especialmente si padece alguna enfermedad o discapacidad. Los editores, el autor y los fotógrafos de este libro no se hacen responsables de ningún tipo de daño o lesión que pueda resultar de la práctica de los ejercicios incluidos en este libro, o de la utilización de cualquiera de las técnicas terapéuticas aquí descritas o mencionadas.

índice

INTRODUCCIÓN

Mi camino hacia el Ashtanga yoga comenzó a finales de los años 80, cuando trabajaba en Londres como artista y diseñador. Por aquel entonces mi mayor preocupación era salir de fiesta, algo que hacía con una pasión desenfrenada. Pero después de varios años llevando una vida extremada, había abusado de mi cuerpo hasta su límite de resistencia. Era consciente de que tenía que cambiar radicalmente mi estilo de vida, y esto me hizo lanzarme a buscar el equilibrio y la paz, lo que más adelante sería el comienzo de mi despertar espiritual.

Hoy por hoy llevo practicando yoga en Londres varios años, con algunas interrupciones. De vacaciones en Goa (sur de la India) tuve la suerte de encontrar a un hombre extraordinario, Derek Ireland, que me introdujo en una modalidad de yoga que no conocía antes: ¡Ashtanga *Vinyasa* yoga!

Contemplando cómo Derek hacía los ejercicios en la playa con tanta armonía, e inspirado por él, caí finalmente en la cuenta de lo que significaba para mí el yoga: Ashtanga era la respuesta perfecta para curar mi cuerpo, mente y espíritu.

INTRODUCCIÓN

El objetivo de este libro es introducir a los lectores en la práctica y los conceptos del Ashtanga *Vinyasa* yoga, con la esperanza de que les pueda servir como me ha servido a mí. Está pensado como una introducción a esta disciplina para principiantes, y contiene una versión simplificada de las Series Primarias, la secuencia básica del Ashtanga yoga.

Considero importante señalar que el único propósito de este libro es servir de ayuda a la hora de practicar Ashtanga yoga, proporcionando algunas ideas introductorias sobre el objetivo, las técnicas y los beneficios de esta antigua tradición. Por ello no debería utilizarse en sustitución de un profesor cualificado.

Antes de probar los ejercicios indicados en este libro, conviene leer primero todo el texto para tener una visión global sobre la materia. Cuando llegues a los ejercicios, es recomendable leerlos dos veces; en la segunda vez visualízate a ti mismo mientras haces todos los pasos, así los recordarás mejor.

Pero sobre todo, ten siempre presente la siguiente regla: nunca te fuerces, estreses, agotes o te esfuerces demasiado. Aprende a escuchar a tu cuerpo: siempre te dirá hasta dónde puedes llegar.

Buena suerte. Namaste. Anton

Capítulo Uno

sobre ashtanga

Ashtanga *Vinyasa* yoga es un tipo de Hatha (físico) yoga que, al igual que otras formas de ejercicio físico, se vale de posturas y técnicas de respiración como punto de partida para alcanzar el estado de "yoga" o "unión". Este es el objetivo máximo a que aspiran todos los tipos de yoga: se trata de la unión de mente, cuerpo y espíritu, que nos lleva a experimentar la realización personal o iluminación.

Ashtanga yoga es una disciplina única en cuanto al uso de *vinyasas* (movimientos con sincronización respiratoria), que conectan las posturas de yoga creando secuencias dinámicas. Este libro abarca cuatro secuencias de posturas, que a su vez conforman la base de las Series Primarias. Estas Series constituyen la primera de seis series de Ashtanga; las otras son las Series Intermedias y las Series Avanzadas A, B, C y D. Las Series Primarias reciben también el nombre de "Yoga Chikitsa", que significa "Terapia de Yoga". Esta denominación hace referencia a los efectos curativos de las series, cuyo objetivo es crear un cuerpo energético fuerte y ligero, y una mente clara y centrada como preparación para las posturas más difíciles de series posteriores.

En este capítulo se explican la historia, los objetivos y la filosofía del Ashtanga yoga, las técnicas específicas de esta modalidad yóguica y la amplia gama de beneficios que te pueden aportar, independientemente de si lo que buscas es mejorar tu condición física y flexibilidad o, a un nivel más profundo, buscarle un mayor sentido espiritual a tu vida.

HISTORIA BREVE DEL ASHTANGA

Yoga es una tradición viva que nació en tiempos de la antigua civilización védica en la India, hacia el año 2800 a.C. A través de los siglos esta tradición ha sido preservada por generaciones de maestros que han transmitido su sabiduría oralmente a sus alumnos. Algunos de esos maestros han desarrollado sus propios estilos individuales de yoga que han dado como resultado los diferentes tipos de yoga que existen actualmente.

Ashtanga *Vinyasa* yoga se basa en las enseñanzas del famoso guru Sri T Krishnamacharya, que fueron propagadas a finales del siglo XX por su mayor defensor y guru de nuestros días, Sri K Pattabhi Jois, de Mysore (sur de la India).

Pattabhi Jois (conocido como Guruji entre sus alumnos) comenzó a estudiar yoga bajo la tutela de Sri T Krishnamacharya en 1927 a la edad de doce años. Se dice que en los años treinta Krishnamacharya estaba realizando investigaciones en la biblioteca de la universidad de Calcuta cuando descubrió un antiguo manuscrito en sánscrito llamado *Yoga Korunta*, escrito por un antiguo vidente llamado Vamana

Rishi. La antigüedad exacta de este documento sigue siendo un misterio, pero se cree tiene entre dos mil y cinco mil años.

Con ayuda de Guruji (también profesor de sánscrito), Krishnamacharya tradujo el *Yoga Korunta*, dando a conocer las líneas generales del Ashtanga *Vinyasa* yoga: una forma de yoga basada en un preciso sistema de respiraciones contadas, al comienzo y al final de las posturas, en combinación con secuencias de movimientos con un orden ya establecido. Guruji se ha convertido en el principal maestro de este tipo de yoga, y es además el fundador del Instituto de Investigación de Ashtanga Yoga, que se ocupa de investigar acerca de los beneficios de Ashtanga para la salud.

En las décadas de los años 60 y 70, cada vez más personas provenientes de Occidente viajaban a la India en busca de modos alternativos de vida. Algunos de ellos estudiaron con Guruji en Mysore y fueron ellos quienes posteriormente introdujeron el Ashtanga en Occidente. Desde entonces, este tipo de yoga dinámico y desafiante para el cuerpo se ha ido extendiendo en muchos países del mundo, dado que las personas buscan enfoques holísticos para su salud y condición física.

LOS OCHO LIMBOS DEL ASHTANGA

"Asthanga" deriva de las palabras sánscritas *ast* que significa "ocho" y *anga* que quiere decir "limbos". Se refiere al enfoque sistemático del yoga esbozado en los *Yoga Sutras*, un importante texto yóguico escrito por el sabio Patanjali entre el 200 a.C. y el 200 d.C.

Patanjali se imaginó los ocho limbos del yoga como las ramas entrelazadas de un árbol. *Asana* (postura) y *pranayama* (respiración controlada) forman dos de esos limbos. Los seis limbos restantes son *yama* (ética), *niyama* (autodisciplina), *praytyahara* (abandono de todos los sentidos), *dharana* (concentración), *dhyana* (meditación) y *samadhi* (unión con el Ser verdadero). Trabajando uno de los limbos se ayuda al mismo tiempo a desarrollar los demás limbos, que conducen finalmente a la iluminación.

Ashtanga yoga se concentra primeramente en *asana* y *pranayama* (capítulos 2 a 5). Según vas desarrollando esta práctica sentirás probablemente el deseo de dar paso a los seis limbos restantes (capítulo 6) para introducir así el yoga en otras esferas de tu vida.

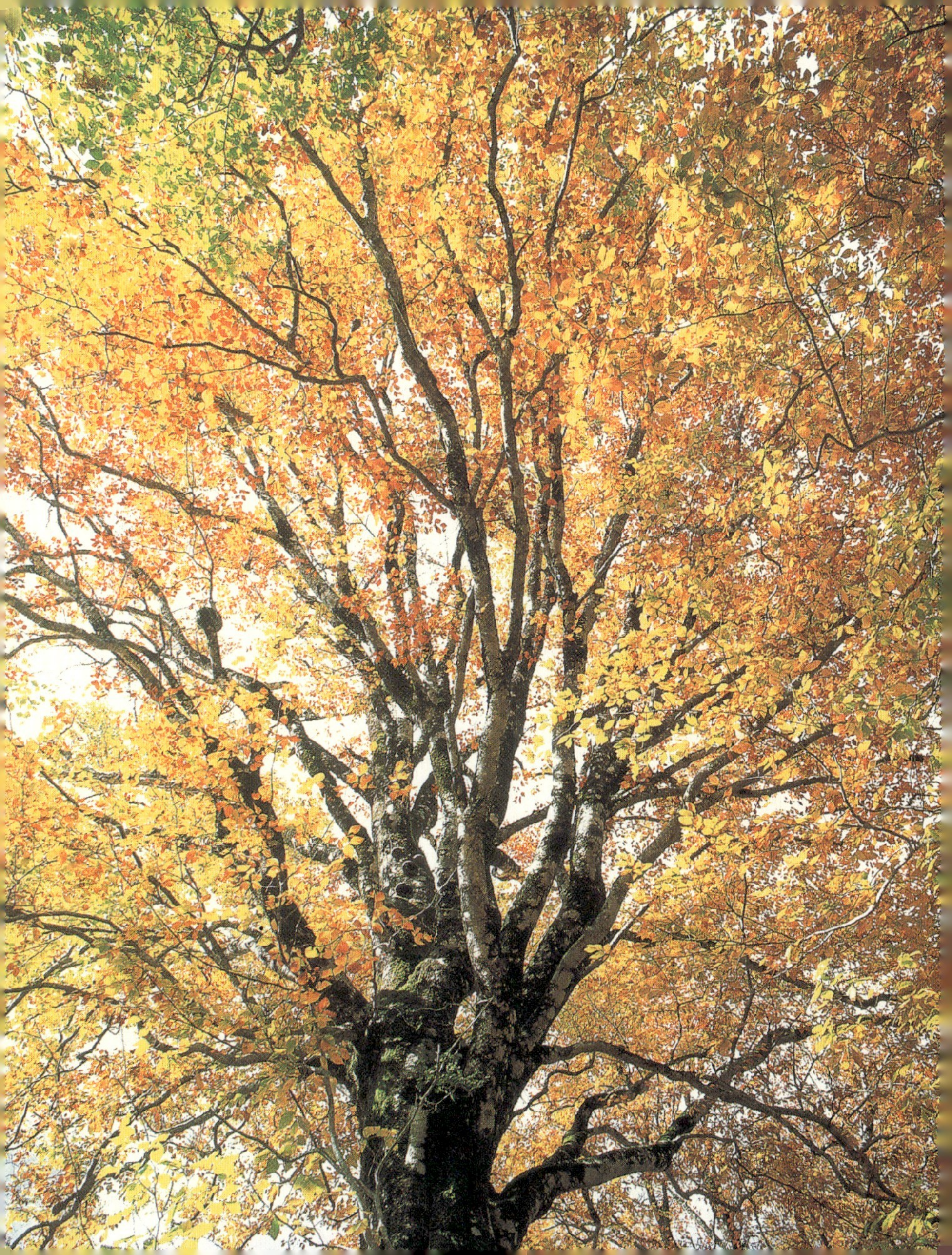

BUSCANDO EL EQUILIBRIO

Cuando somos niños nuestra existencia es "libre", nuestra mente y cuerpo se hallan en un estado natural de equilibrio, en el que los pensamientos y movimientos están perfectamente coordinados. Cuando nos hacemos adultos, a la mayoría se nos condiciona a centrarnos en las facultades mentales en detrimento de las facultades físicas, perdiendo nuestro estado natural de equilibrio.

Al movernos y respirar en los ejercicios de yoga, reestablecemos el equilibrio entre mente y cuerpo. Antiguamente los yoguis explicaban esa realinieación a través de los llamados "Cuerpos del hombre": el Cuerpo físico (Stula), el Cuerpo astral o sutil (Sukshma) y el Cuerpo casual (Karana). Cada uno de esos cuerpos consta de una o más "envolturas", cinco en total. El Cuerpo físico tiene una sola envoltura, la envoltura del alimento (*annayama kosha*). El Cuerpo astral consta de tres envolturas: la envoltura pránica o vital (*pranamaya kosha*), la envoltura de la mente (*manomaya kosha*) y la envoltura de la inteligencia (*viyanamaya kosha*). El cuerpo casual tiene una envoltura, llamada la envoltura de la bienaventuranza (*anandamaya kosha*). Las cinco envolturas se acoplan como las muñecas de una matrioshka rusa, una dentro de otra, siendo la annamaya kosha la más externa y la *anandamaya kosha* la más interna.

El objetivo de practicar Ashtanga yoga es alcanzar un equilibrio de todos los cuerpos y sus respectivas envolturas, y de este modo volver a conectarnos con el *bindu* o semilla del ser verdadero que se halla en el centro de la *anadamaya kosha*. En un principio lo hacemos combinando el ritmo controlado de la respiración *pranayama* con los movimientos *vinyasa* del Ashtanga, motivando al cuerpo a relajarse, estirarse y abrirse. Esto nos ayuda a movernos libremente en las posturas yóguicas, a realinear y fortalecer nuestro esqueleto y musculatura, estimular y limpiar nuestros órganos internos, haciendo fluir la energía a través de todo nuestro cuerpo.

Si conseguimos centrar toda nuestra atención en el ritmo de la respiración y la sincronización de los movimientos del cuerpo, aprenderemos a calmar nuestra mente, concentrándonos en el interior del cuerpo. De esta forma mente y cuerpo se unifican y avanzamos hacia el estado de "yoga" o "unión".

EL SISTEMA ENERGÉTICO DEL CUERPO

Los antiguos yoguis describieron la estructura de la envoltura vital (*pranamaya kosha*) como una red de canales energéticos interconectados llamada "anatomía sutil", un sistema similar al de los meridianos en la medicina china. Según la tradición yóguica, esos canales o *nadis* distribuyen el *prana* (fuerza vital esencial) por todo el cuerpo.

Se cree que existen 72.000 *nadis*. El más importante es el *sushumna nadi*, un tubo central pránico que recorre la columna vertebral, desde el perineo, por debajo de la ingle, hasta la corona de la cabeza. Los otros *nadis* principales – *ida* y *pingala* – se entrecruzan por el *sushumna nadi* y están conectados con los orificios izquierdo y derecho de la nariz respectivamente. Esos canales se cruzan con el *sushumna nadi* en siete puntos clave llamados *chakras*. Los chakras son los principales centros energéticos del cuerpo y están localizados en varios plexos nerviosos de la médula espinal (ver foto pág. 19). Los *chakras*, esferas de luz giratorias, distribuyen la energía por toda la anatomía sutil. Las técnicas respiratorias y posturas yóguicas ayudan a regular el flujo del *prana* por la envoltura vital. Cuando inspiramos de forma controlada a través de nuestros orificios nasales, el *prana* entra en los *nadis ida* y *pingali*, donde se distribuye por todo el sistema energético. Al ejecutar las posturas yóguicas se estimula el movimiento del *prana* a través de *nadis* y *chakras*, eliminando los bloqueos propios del estilo de vida occidental.

Los Chakras

- *Muladhara* o *chakra* raíz, simbolizado con el color rojo, está localizado cerca del perineo, en la base de la columna vertebral. Simboliza nuestra conexión básica con el elemento tierra. Centrarnos en este chakra nos conecta con la tierra, creando una sensación de seguridad y pertenencia.
- *Swadhisthana* o *chakra* sagrado, de color naranja, está situado justo por encima de los genitales y simboliza nuestro lugar de origen. Su energía rige la sexualidad y creatividad, y corresponde al elemento agua.
- *Manipura* o *chakra* del plexo solar, de color amarillo, está detrás del ombligo, en el centro del cuerpo. Nos conecta con la energía del sol y nos da el impulso necesario para realizar todas nuestras acciones: es la fuente de nuestra fuerza de voluntad.

Corresponde al elemento fuego: centrándonos en este *chakra* podemos dirigir nuestro agni o "fuego interno".

- *Anata* (corazón) *chakra*, de color verde, está situado cerca del corazón, en la zona central del pecho. Es el centro emocional del cuerpo – base de la compasión y el amor incondicional – y está relacionado con el elemento aire.
- El *chakra* laríngeo, de color azul, recibe el nombre de *vishuddha*, pureza. Localizado en la base del cuello, es el centro de la expresión y el conocimiento, y está controlado por el éter.
- El *chakra* del "tercer ojo", de color púrpura, se llama *ajna*, que significa "ojo interior", y está localizado en el centro de la frente, justo encima de las cejas. Es el centro de la visión espiritual, que rige los procesos mentales de los pensamientos y nos conecta con la sabiduría del cosmos.
- El *chakra* coronario, situado en la parte superior de la cabeza, recibe el nombre de *sahasrara*, "mil pétalos". Se representa con una flor de loto abierta y se dice que irradia mil rayos de luz desde su centro. Este *chakra* nos conecta con la consciencia universal; meditar sobre este chakra nos acerca a la realización de nuestro Ser verdadero.

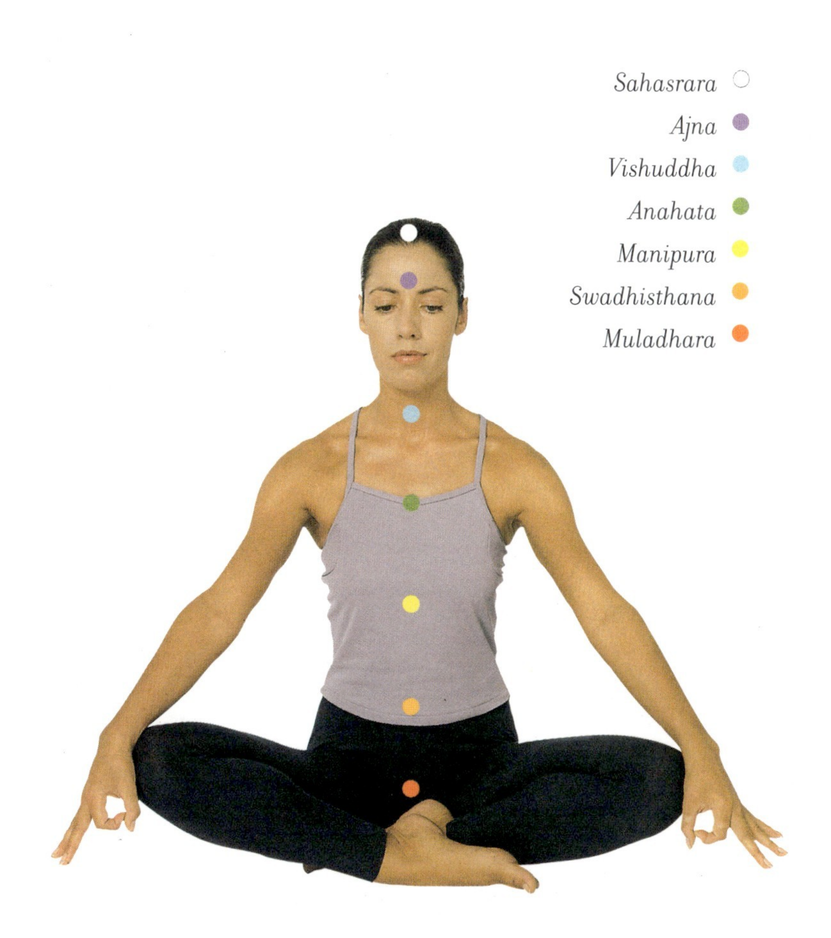
Sahasrara
Ajna
Vishuddha
Anahata
Manipura
Swadhisthana
Muladhara

EL SISTEMA VINYASA

El sistema *vinyasa* es lo que hace del Ashtanga *Vinyasa* yoga una disciplina única. El término *vinyasa* hace referencia a los movimientos sincronizados con la respiración que conectan entre sí las diferentes posturas de yoga, creando un "fluir dinámico" durante toda la práctica. Ese flujo de movimientos y respiración es lo que diferencia al Ashtanga yoga de otras formas del Hatha yoga, en las que a menudo se hacen descansos entre las posturas.

Una de las funciones principales del sistema *vinyasa* consiste en generar un calor intenso llamado *agni* en los órganos internos, que después impregna el resto del cuerpo. El beneficio del calor es doble: en primer lugar, es altamente purificador, fomentando la expulsión de toxinas del cuerpo en forma de sudor a través de la piel; en segundo lugar, hace que el cuerpo gane elasticidad - al igual que el metal caliente - permitiendo estirarlo con un riesgo mínimo de lesiones posibles.

El movimiento Vinyasa

El movimiento *vinyasa* es en realidad una secuencia de

movimientos. El mismo *vinyasa* está basado en el saludo al sol A (ver pág. 38-41), una secuencia de movimientos que se suele repetir varias veces antes de comenzar la sesión de yoga. Además de calentar el cuerpo, esos movimientos nos ayudan a desarrollar la fuerza y resistencia en la zona superior del tronco, así como a realiniear el esqueleto y la musculatura de nuestro cuerpo después de cada postura. Puede ser que a los principiantes el movimiento *vinyasa* les parezca al comienzo algo dificultoso, por lo que he omitido los *vinyasas* entre las posturas de pie (a excepción de la secuencia del guerrero; ver págs. 66-71) y he incluido una versión modificada de media *vinyasa* (ver págs. 76-77), que se deberá realizar después de cada postura sentada (o cuando te sientas preparado, después de cada lado de cada postura sentada).

La respiración Vinyasa

Ujjayi, que significa "victorioso", es la técnica de respiración que se utiliza sincrónicamente tanto en los movimientos *vinyasa* como en las posturas que éstas conectan. El objetivo consiste en mantener esta forma de respiración durante la práctica entera de yoga, sincronizando cada movimiento o bien con una inspiración o bien con una espiración. En ambos casos el impulso del movimiento viene dado por la respiración. Los ejercicios en los capítulos 2 a 5 explican cómo coordinar los diversos movimientos con la respiración.

Al practicar la respiración *ujjayi*, se produce un sonido característico en la parte posterior de la garganta que recuerda al rugir de las olas en la distancia. Este sonido se crea respirando a través de los orificios nasales, suavizando el paladar y estrechando la epiglotis (la apertura situada en el fondo de la garganta). Ese estrechamiento captura la respiración durante un instante, permitiéndonos controlar su fluir al entrar y salir de los pulmones. Se debe procurar que cada toma y expulsión de aire sea idéntica en términos de duración y esfuerzo. Una vez conseguido esto, el ciclo respiratorio se redondea al disminuir las pausas naturales entre las respiraciones, creando una respiración ondulante donde apenas se distinguen la inspiración de la espiración.

Para experimentar tu propio sonido *ujjayi* siéntate en una posición cómodo y relajada, tápate los oídos con las manos e inspira y espira, produciendo un susurro sonoro y con la boca abierta. Producirás un sonido "ajj" y "jaa". Una vez lo consigas, cierra la boca y respira por la nariz, pero continúa haciendo los sonidos "ajj" y "jaa", manteniendo la ligera contracción en la parte trasera de tu garganta. Respira según tu capacidad normal; intenta crear una respiración uniforme y relajada, y no hinchar tu pecho demasiado o forzar la espiración. Deja que tu cavidad torácica se abra por completo cuando llenes de aire la parte superior del pecho - por arriba, los lados y por detrás -, ensanchando los pulmones en su totalidad. Al mismo tiempo procura que el abdomen permanezca relajado e inmóvil, subiéndolo y encogiéndolo ligeramente, pero sin apretarlo o cerrarlo. De esta forma crearás un puente de apoyo para tus órganos internos durante los ejercicios.

Cuando empieces a practicar Ashtanga yoga, te parecerá que estás pendiente sobre todo de la secuencia de movimientos de cada ejercicio. No obstante, cuando te familiarices con los ejercicios, podrás centrar más tu atención en sincronizar los movimientos con la respiración. Intenta concentrarte en el rugir de la respiración *ujjayi*, como si fuera un mantra. De este modo transformarás tu práctica en una meditación en movimiento que tranquiliza tus pensamientos y emociones, fomentando tu concienciación interna.

LOS BANDHAS

Cuando te hayas familiarizado con los movimientos y la respiración del sistema *vinyasa*, prueba a incorporar los bandhas en tu práctica de yoga. *Bandha* significa en sánscrito "cerrar, agarrar o sellar". En Ashtanga yoga los *bandhas* son una especie de cierres internos que se hacen al contraer ligeramente los músculos en determinadas zonas del cuerpo. Funcionan de forma similar a válvulas: trabajan conjuntamente para contener y dirigir el *prana* hacia arriba a través de los *nadis* que conforman la anatomía sutil. Manteniendo esas válvulas cerradas se genera la energía adicional necesaria para sostener la postura Ashtanga, y se ayuda a conservar el calor producido por las *vinyasas*. En términos físicos, los *bandha* sirven de apoyo para la espalda y los órganos internos, y estimulan la respiración *ujjayi*.

En Ashtanga se usan tres *bandhas*: *mula bandha* o cierre raíz, *uddiyana bandha* o cierre abdominal inferior y *jalandhara bandha*, cierre laríngeo. *Mula bandha* tiene lugar en la base de la columna vertebral y se encarga de retener el *prana* en del cuerpo. Puedes cerrarlo contrayendo los músculos del esfínter anal al final de una espiración. Con la práctica te darás cuenta de que tu atención se desvía ligeramente hacia tu perineo, justo debajo de los genitales.

Uddiyana bandha se realiza en la zona abdominal inferior. Cuando se activa, el flujo del *prana* se estimula, recorriendo los nadis de la anatomía sutil. Para localizar este cierre contrae tu abdomen hacia dentro y arriba al final de una espiración, cuando tus pulmones están vacíos. Sigue manteniendo el cierre activado mientras inspiras: intenta conseguir que la parte inferior de tu barriga permanezca relajada y blanda (sin crujir por la fuerza) y mantenerla así durante todo el ejercicio.

Jalandhara bandha es un cierre de la garganta que se emplea en ciertas técnicas de *pranayama*. Se recomienda practicarlo solamente bajo la supervisón de un profesor.

Al comienzo es difícil dominar la sutileza de los *bandhas* sin ayuda de un profesor, pero con la práctica te resultará cada vez más fácil localizarlos y aguantarlos. Cuando los domines, te darás cuenta de que transforman tus ejercicios, proporcionando una fuerza interior y una ligereza que potencian cada movimiento.

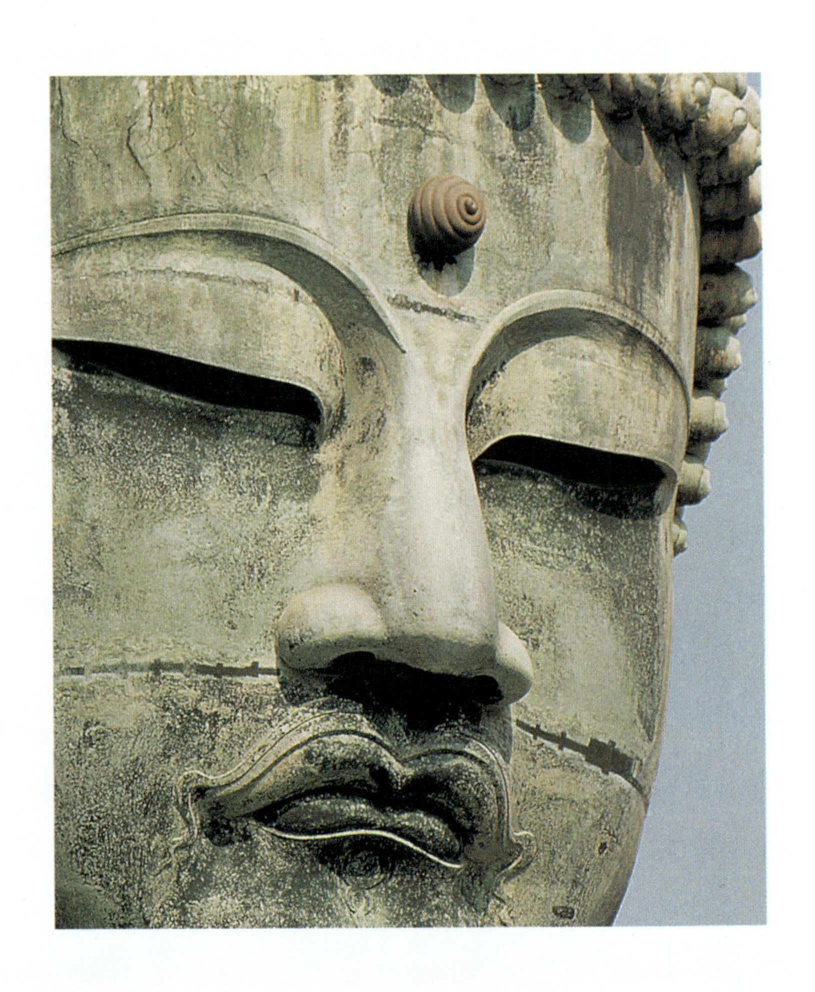

LOS DRISHTIS

En todos los ejercicios de este libro, se indica en cada postura que mires a puntos determinados de tu cuerpo o a tu alrededor. Esos puntos en los que mantienes la mirada fija se llaman *drishtis*. Al concentrarte en ellos durante los ejercicios, evitarás que tus ojos se muevan de un lado a otro. De esta forma la mente puede concentrarse mejor y desarrollar mayor atención hacia el cuerpo: centrándose en la respiración *ujjayi*, en los movimientos físicos de las posturas, las contracciones musculares de los *bandhas* y otras sensaciones que surgen durante los ejercicios.

En Ashtanga yoga se utilizan nueve *drishtis*, a los que se hace referencia en cada uno de los ejercicios. Los *drishtis* son los siguientes: la punta de la nariz (*nasagrai*), los pulgares (*angusta ma dyai*), el "tercer ojo" (*broomadhya*) - situado en el centro de la frente, justo encima de las cejas - , el ombligo (*nabi*), hacia el cielo (*urdhwa*), la mano (*hastagrai*), los dedos de los pies (*padhayoragrai*), hacia la izquierda (*parsva*), y hacia la derecha (*parsva*).

ACTITUD HACIA TU PRÁCTICA

Si el yoga tiene como fin beneficiarte, es importante cultivar una actitud sana hacia su práctica. Ashtanga es un tipo de yoga de gran exigencia física, y por ello es necesario desarrollar cierta sensibilidad hacia el propio cuerpo. Dicha concienciación velará por tu seguridad a la hora de practicar yoga, ayudándote a encontrar y mantener una alineación correcta de las posturas y evitar tensar excesivamente tus músculos.

Antes de iniciar una sesión de yoga, tómate tiempo para percibir tu cuerpo y registrar posibles tensiones o dolores. Si los notas, deberás adaptar tu práctica de forma correspondiente y evitar posturas que puedan agravar tu estado. Si bien una de las razones para practicar yoga es el desafío que supone para nosotros mismos, deberíamos hacerlo sin causarnos lesiones o daños. Para ello debemos ser conscientes de nuestros límites en cada postura. Cuando te familiarices con una postura, descubrirás los llamados "límite mínimo" y "límite máximo". Tu límite mínimo es el punto en que sientes por primera vez cierta tensión en una postura; tu límite máximo es un "punto de rendición", el máximo que puedes estirar sin transgredir tu barrera natural de resistencia. Si fuerzas tu cuerpo por encima de ese punto sentirás dolor o incomodidad y estarás arriesgando lesionarte. Al contrario, intenta relajarte en una posición y concéntrate en la respiración. Esta práctica recibe el nombre de "morir en la postura" o "rendición ante la respiración", y permite a tu cuerpo ampliar sus límites naturales siguiendo su propio ritmo, sin causar lesiones.

Si dejas que la sabiduría de tu cuerpo se haga cargo de la práctica de yoga, te moverás más allá de los deseos y expectativas de tu ego, que lo que busca es llevar al cuerpo a su límite máximo por alcanzar logros inmediatos. Te aportará más beneficios concentrarte en el estado de tu cuerpo ahora, dejando que se relaje y se abra por su propia voluntad.

Esta actitud de paciencia es también esencial cuando hablamos de la mente. Al practicar yoga notarás que tu atención se desvía. No te sientas frustrado contigo mismo. Simplemente vuelve a concentrarte en la respiración. De este modo se calmará la actividad de la mente, devolviéndote al momento presente de tu cuerpo.

PUNTOS ESENCIALES PARA LA PRÁCTICA

1. Después de una comida pesada, espera al menos dos horas antes de practicar yoga, y durante la primera hora después de finalizada una práctica, come sólo algo ligero. Durante los ejercicios intenta beber lo mínimo, sólo unos cuantos sorbos de agua si lo necesitas.
2. Si puedes fija un horario diario para practicar yoga. Lo ideal sería que fuera tu primera actividad del día, pero si no te es posible busca otro horario que te sea más conveniente.
3. Intenta practicar yoga con regularidad. Recuerda que poco pero frecuentemente es preferible a sesiones largas y esporádicas.
4. Practica yoga en una habitación con una temperatura agradable. Te ayudará a mantener el calor interior suficiente como para prevenir que los músculos se enfríen, reduciendo de este modo el riesgo de lesiones.
5. Crea un entorno apacible para facilitar la relajación. Prueba a encender algunas velas o quemar incienso.
6. Intenta reducir al máximo las distracciones durante la sesión de yoga. Busca una habitación tranquila en la que practicar los ejercicios; apaga la televisión, la radio, el teléfono y el móvil.

7 Utiliza ropa cómoda, holgada y ligera, descálzate y quítate calcetines, reloj y joyas.

8 Cómprate una esterilla para yoga. Te servirá de base segura y antideslizante a la hora de hacer los ejercicios.

9 Si practicas por primera vez Ashtanga yoga, haz los ejercicios poco a poco: empieza con los saludos al sol de la Secuencia de calentamiento, y sigue con las posiciones más calmantes de la Secuencia final. Incorpora gradualmente las posturas de pie y las posturas sobre el suelo cuando veas que tu fuerza y resistencia van aumentando.

10 Usa tu respiración como guía. Si tu respiración se acelera, significa probablemente que te estás forzando demasiado. Descansa un momento, relájate. Retoma una respiración rítmica antes de seguir con los ejercicios.

11 Si te sientes mareado, para y descansa.

12 Busca clases de yoga o un profesor en tu barrio. Te servirá de gran ayuda para desarrollar tu práctica de yoga.

13 Si estás embarazada, no te encuentras bien o tienes alguna enfermedad, pide consejo a tu médico antes de comenzar a practicar yoga sin una supervisión apropiada.

14 ¡Diviértete!

… El ayer no es más que un sueño
Y el mañana es tan sólo una visión
Si vives bien hoy, harás que el ayer sea un sueño feliz
Y el mañana una visión de esperanza …

ATRIBUÍDO A KALIDASA
POEMA SÁNSCRITO "EL SALUDO AL AMANECER"
(siglo V d.C.)

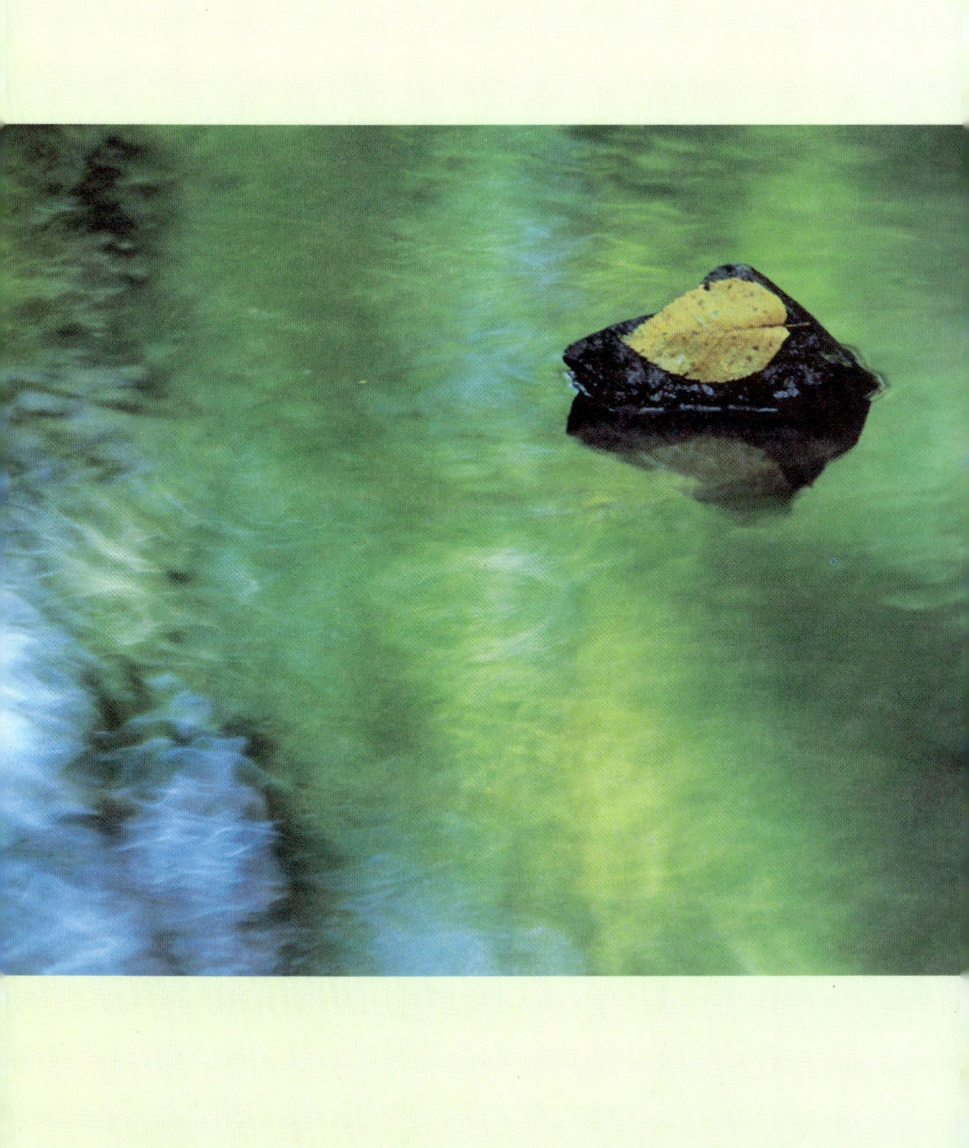

Capítulo Dos

secuencia de calentamiento

La Secuencia de calentamiento consta de dos series de movimientos: el saludo al sol A y el saludo al sol B. Estas secuencias se repiten varias veces al principio de cada práctica de yoga y más delante de forma modificada. Los saludos al sol constan de una serie de movimientos que están sincronizados con la respiración *ujjayi* y, como tales, constituyen la base del *vinyasa* (ver págs. 20-23). Cuando se hacen al comienzo de la práctica Ashtanga, sirven para generar *agni* o calor interior en nuestro cuerpo. Este calor hace aumentar nuestra flexibilidad, permitiendo al cuerpo abrirse de forma segura y efectiva durante las secuencias, sin forzar los músculos o causar lesiones en tendones o ligamentos.

La Secuencia de calentamiento constituye la piedra angular de la práctica de Ashtanga. Pero también es el perfecto entrenamiento básico para principiantes, para aprender a conectar la respiración con los movimientos en el sistema *vinyasa*. Las primeras veces que practiques la Secuencia de calentamiento concéntrate en dominar el saludo al sol A, antes de pasar al saludo al sol B, que es más complejo. Para empezar, repite el saludo al sol tres veces, aumentando hasta cinco veces cuando veas que mejoran tu condición física, fuerza y flexibilidad. Intenta practicar el saludo al sol por las mañanas antes de desayunar. De esta forma aumentará tu nivel energético y concentración para el resto del día.

El Señor del Amor está más allá pero
también en nosotros
No ha nacido, carece de cuerpo y mente,
nombre o forma.
Y sin embargo es la fuente de todo:
Espacio, aire, fuego, agua y tierra:
Los elementos a partir de los cuales se crea la vida.

MUNDAKA UPANISHAD (siglo V a.C.)

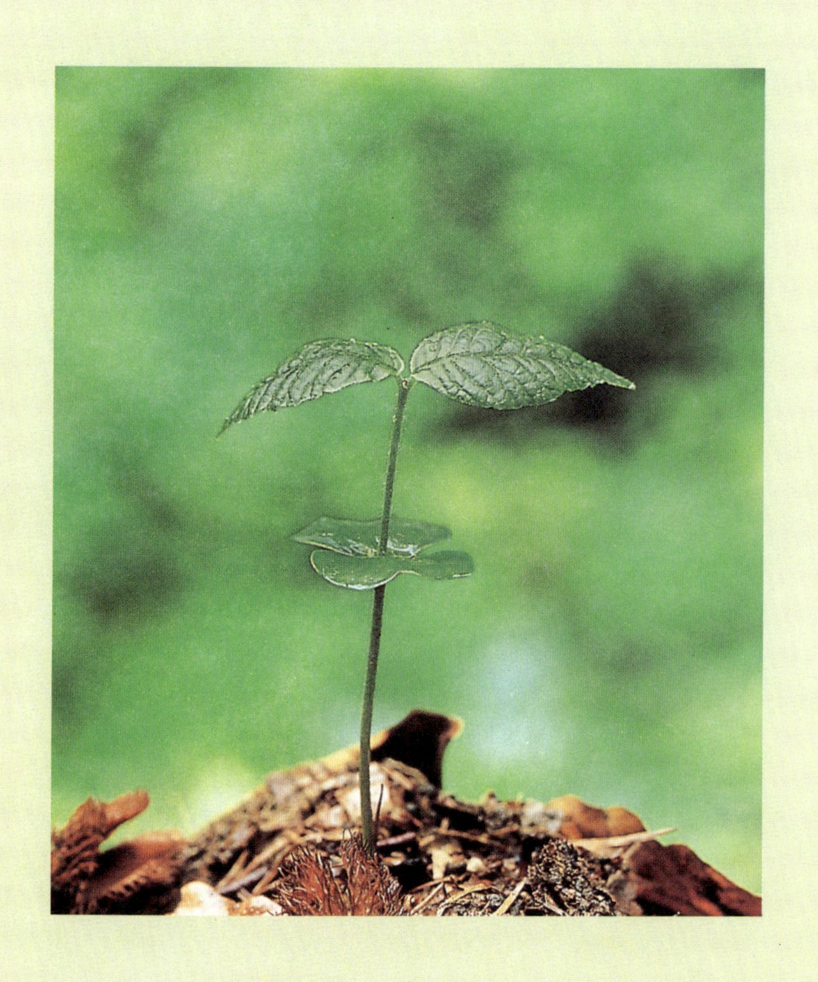

SALUDO AL SOL A
Surya Namaskara A

Adopta la posición de partida de pie (*samasthiti*) con los pies juntos, los brazos junto al cuerpo y los hombros relajados. Empieza a respirar *ujjayi* de forma regular y relajada.

1 Inspirando eleva los brazos por los laterales, por encima de la cabeza y junta las palmas de las manos. Dirige la mirada hacia tus pulgares.

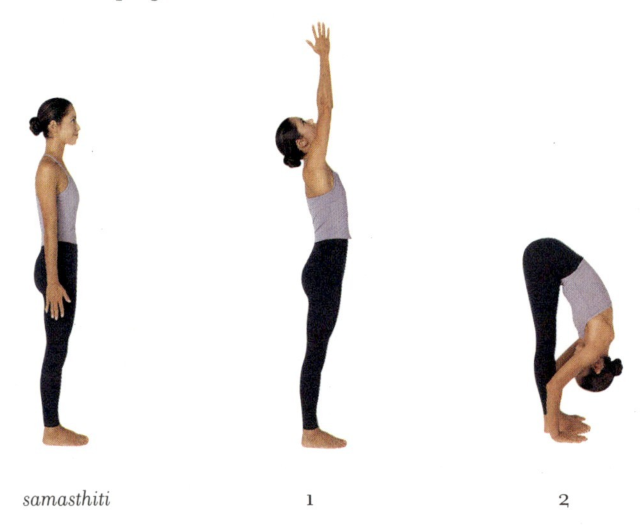

samasthiti 1 2

2 Espirando inclínate hacia delante doblando la cintura, acerca la cabeza hacia las espinillas y coloca las palmas de las manos a ambos lados de los pies (o en tobillos o espinillas).

3 Inspirando estira la columna y mira hacia arriba, extendiendo los brazos pero con las puntas de los dedos tocando el suelo.

4 Espirando flexiona las rodillas y traslada tu peso a las manos, al tiempo que das un salto o paso hacia atrás (manteniendo los brazos estirados) hasta adoptar una posición de flexión elevada. (Las piernas deberían permanecer rectas, los hombros a la altura de las muñecas). Continuando ese movimiento flexiona los brazos, bajando tu cuerpo hasta que la barbilla toque casi con el suelo. Mantén los codos apretados a los lados y mira hacia arriba.

(continúa)

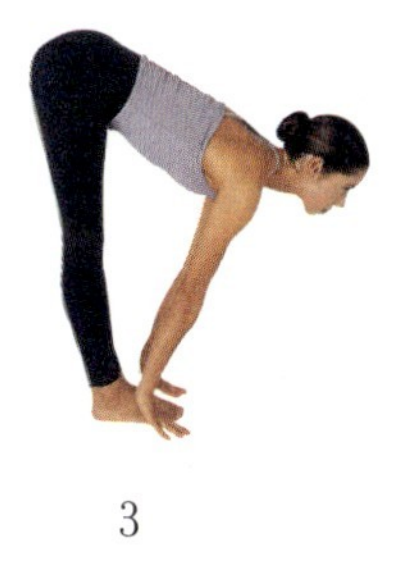

3

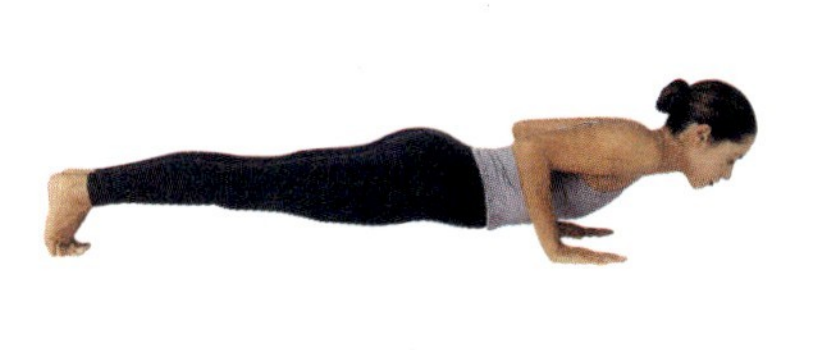

4

5 Inspirando empuja los dedos de los pies hacia fuera, apoyando los empeines sobre el suelo. Estira los brazos sacando el pecho por entre las manos. Mantén los hombros relajados y levanta el pecho. Alza la cabeza y mira hacia arriba.

6 Espirando empuja hacia atrás con los brazos, vuelve a poner las plantas de los pies sobre el suelo y levanta las caderas adoptando las postura del "perro mirando abajo". Las manos separadas el ancho de los hombros, los dedos índices señalando hacia delante, los pies separados el ancho de las caderas. Estira la columna y aprieta los talones contra el suelo. Mete la barbilla hacia dentro mirando las ingles o el ombligo. Mantén esta posición durante cinco respiraciones completas (cinco inspiraciones y espiraciones).

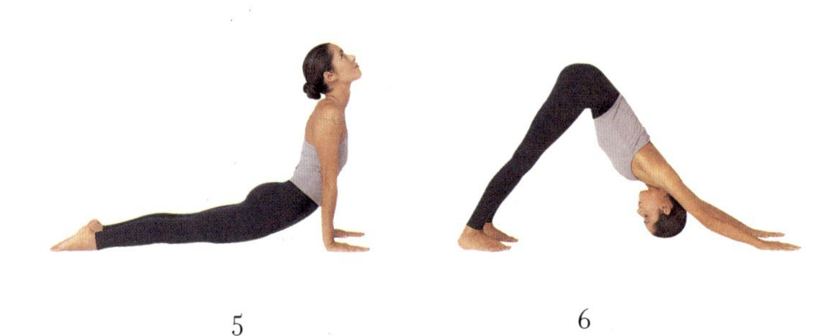

5 6

7 Inspirando da un salto o camina hacia las manos. Estira la columna sin levantar los dedos del suelo y mira hacia arriba.

8 Espirando inclínate hacia delante doblando la cintura, acercando la cabeza a las espinillas y relajando la columna.

9 Inspirando levanta el tronco y los brazos, juntando las palmas por encima de la cabeza. Dirige la mirada hacia tus pulgares. Espira y baja los brazos hasta ponerlos junto al cuerpo. Repite la secuencia completa cinco veces.

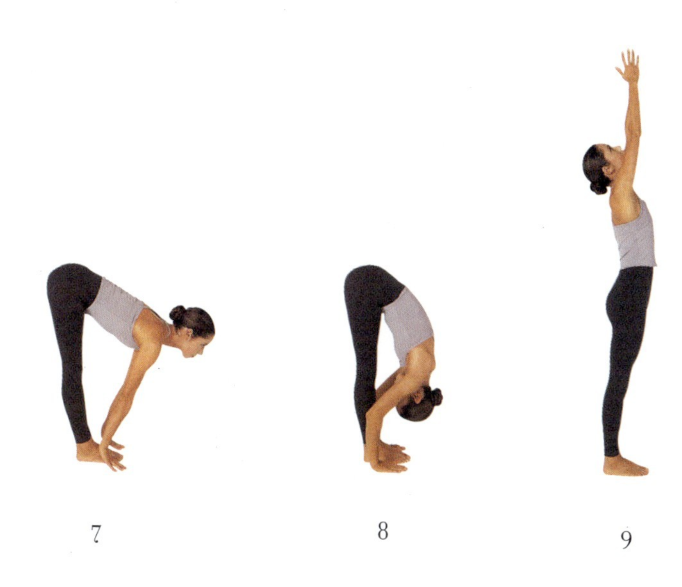

7 8 9

SALUDO AL SOL B
Surya Namaskara B

1 Empieza en posición de partida de pie. Inspirando flexiona las rodillas y levanta los brazos por encima de la cabeza, juntando las palmas de las manos y dirigiendo la mirada hacia los dedos pulgares.

2 Espirando estira las piernas e inclínate hacia delante doblando la cintura, acercando la cabeza a las espinillas y colocando las palmas de las manos a ambos lados de los pies (o en tobillos o espinillas, de ser necesario).

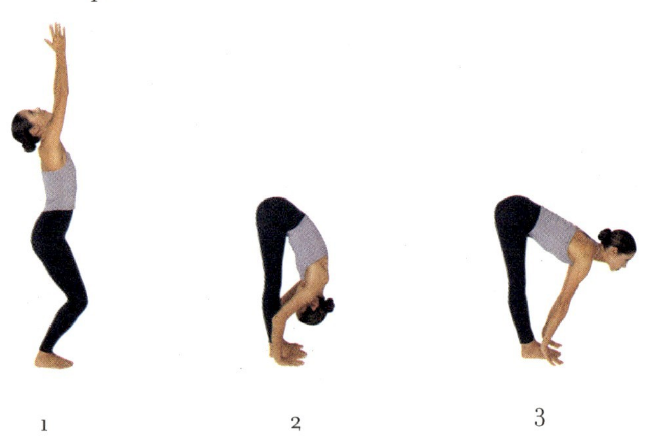

1 2 3

3 Inspirando estira la columna y mira hacia arriba, estirando los brazos pero manteniendo las manos apoyadas sobre el suelo.

4 Espirando da un salto o paso hacia atrás hasta adoptar una posición de flexión elevada. A continuación, flexionando los brazos, baja tu cuerpo hasta que la barbilla toque casi con el suelo y mira hacia delante.

5 Inspirando empuja los dedos de los pies hacia atrás y estira los brazos sacando el pecho por entre las manos. Mantén los hombros relajados, levanta el pecho y mira hacia arriba.

6 Espirando empuja hacia atrás con los brazos, vuelve a poner las plantas de los pies sobre el suelo, y levanta las caderas adoptando las postura del perro mirando abajo.

(continúa)

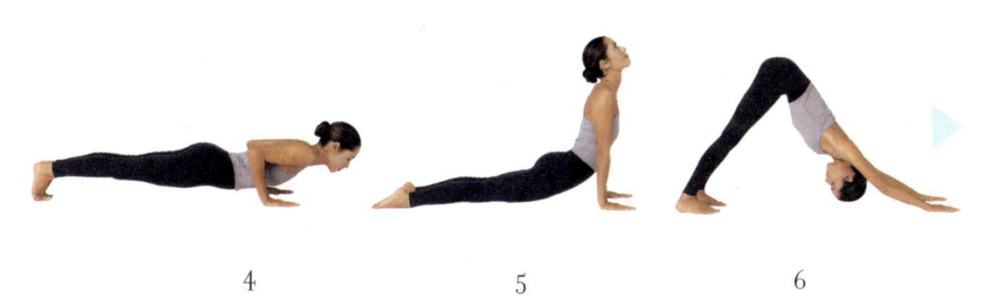

4 5 6

7 Inspirando gira tu pie izquierdo 45° hacia fuera y da un paso hacia delante colocando el pie derecho entre las manos. Continuando la inspiración, levanta el tronco, eleva los brazos por encima de la cabeza juntando las palmas de las manos. Dirige la mirada hacia los dedos pulgares.

8 Espirando baja las manos hacia el suelo y da un paso hacia atrás con el pie derecho alineándolo con el pie izquierdo y adoptando una posición de flexión elevada. Dobla los brazos y baja suavemente el cuerpo hasta que la barbilla toque casi con el suelo, y mira hacia delante.

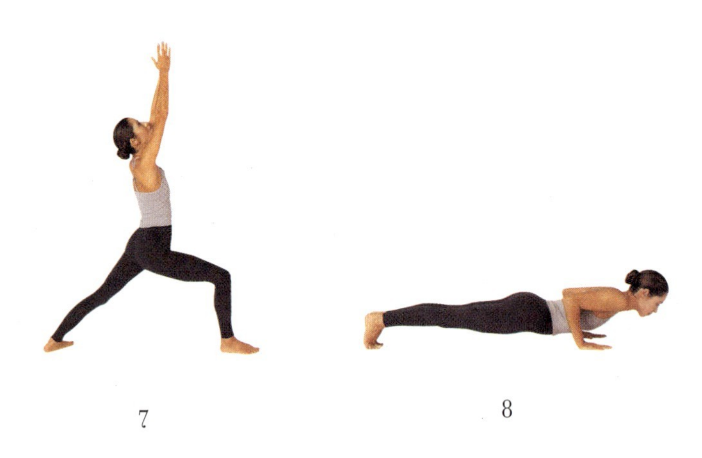

7 8

9 Inspirando empuja los dedos de los pies hacia fuera, apoyando los empeines sobre el suelo, y estira los brazos, colocando el pecho entre las manos. Mantén los hombros relajados, levanta el pecho y mira hacia arriba.

10 Espirando empuja hacia atrás con los brazos, vuelve a poner las plantas de los pies sobre el suelo y levanta las caderas hacia el cielo para adoptar la postura del perro mirando abajo.

11 Inspirando gira tu pie derecho 45° hacia fuera y da un paso con el pie izquierdo situándolo a la altura de tus manos. Continuando la inspiración, levanta el tronco, eleva los brazos por encima de la cabeza juntando las palmas de las manos. Dirige la mirada hacia los dedos pulgares.

(continúa)

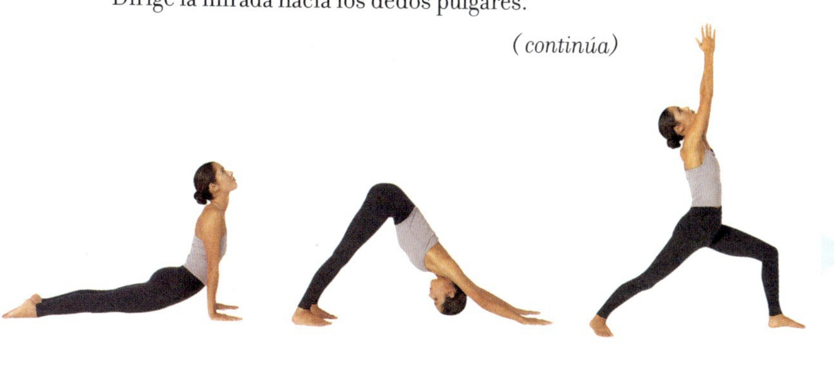

9 10 11

12 Espirando apoya las manos sobre el suelo y da un paso hacia atrás con el pie izquierdo alineándolo con el pie derecho y adoptando una posición de flexión elevada. Dobla los brazos y baja el cuerpo hasta que la barbilla toque casi con el suelo, mira hacia arriba.

13 Inspirando rueda sobre los dedos de los pies y estira los brazos, sacando el pecho por entre las manos. Mantén los hombros relajados, levanta el pecho y mira hacia arriba.

14 Espirando empuja hacia atrás con los brazos, pon las plantas de los pies sobre el suelo y levanta las caderas hacia el cielo para adoptar la postura del perro mirando abajo. Estira la columna y aprieta los pies contra el suelo. Mete la barbilla hacia dentro y

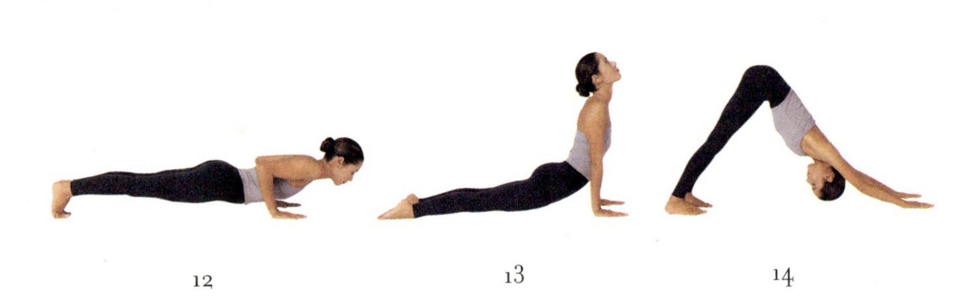

12 13 14

mira fijamente las ingles o el ombligo. Mantén esta posición durante cinco respiraciones completas.

15 Inspirando da un salto o camina hacia las manos, mantén las manos sobre el suelo, estira la columna y mira hacia arriba.

16 Espirando inclínate hacia delante doblando la cintura, acercando la cabeza a las espinillas y relajando la columna.

17 Inspirando flexiona las rodillas antes de levantar el tronco y los brazos, juntando las palmas por encima de la cabeza. Dirige la mirada hacia los pulgares. Espira y vuelve a la posición de partida de pie. Repite la secuencia completa cinco veces.

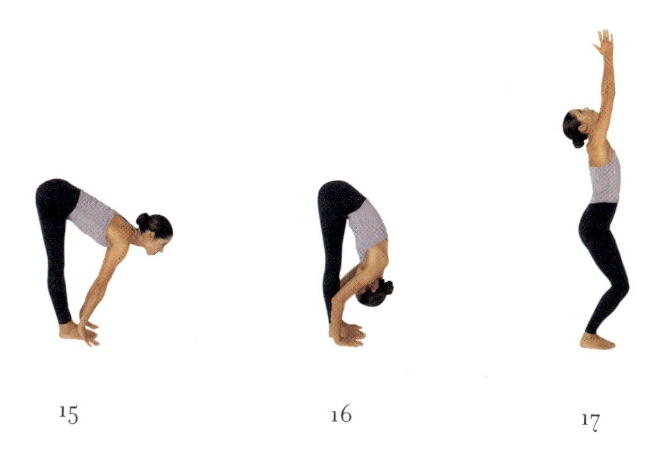

15 16 17

Cuerpo y respiración, esencia y energía son uno:
Cuando el cuerpo no se mueve,
la esencia no puede fluir;
Cuando la esencia no fluye, la energía se estanca.

SUN SSU-MO, MÉDICO TAOISTA DE LA DINASTÍA TANG
(581–681 d.C.)

Todos los seres vivos dependen de la respiración
Puesto que es la fuerza que sostiene la vida misma,
Que determina el tiempo que todo va a vivir.
Aquellos que veneran la respiración
como un regalo del Señor
Vivirán para completar su tiempo total de vida.

TAITTIRIYA UPANISHAD (siglo VII a.C.)

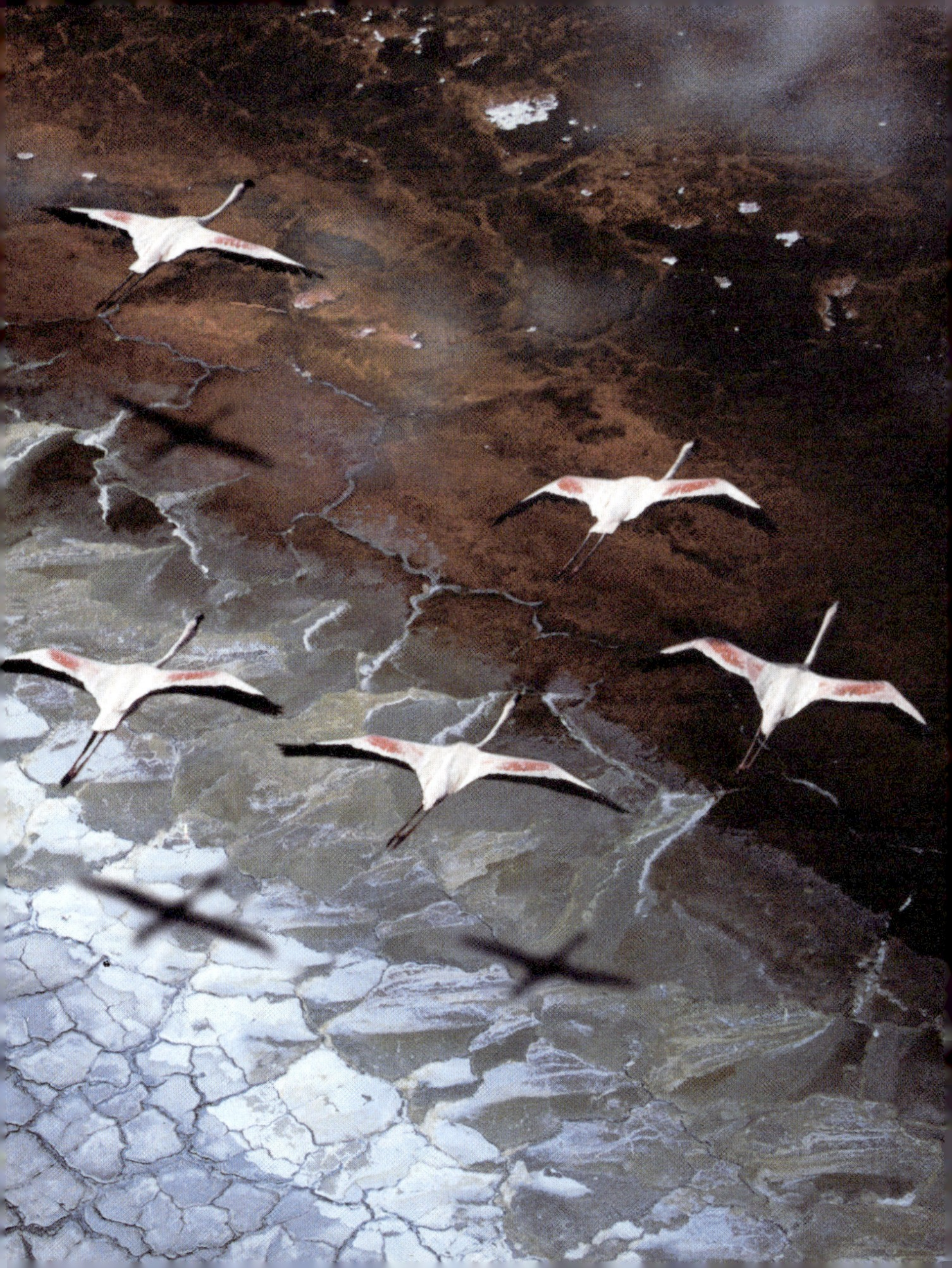

Capítulo Tres

secuencia de pie

Una vez finalizados los saludos al sol, sentirás tu cuerpo caliente e incluso puede que hayas empezado a sudar. Éste es el mejor estado para comenzar con las posturas de pie, que continúan el proceso de expandir el cuerpo, distendiendo las articulaciones y estirando la musculatura a un nivel más profundo.

Las posturas de pie fortalecen y equilibran el cuerpo entero. Cuando practiques estas posturas, presta especial atención a tus pies puesto que son tu fundamento, tus puntos de contacto con la tierra. Prueba a extender las plantas de los pies y estirar los dedos para alargar así su base; de esta forma lograrás mejorar tu equilibrio y fuerza al hacer las posturas. Si pierdes el equilibrio, revisa la alineación de los pies y, si es necesario, ajusta tu posición como corresponde.

Todas las posturas de la Secuencia de pie comienzan con *samasthiti*, la posición de partida de pie (ver pág. 38). Cuando practicas por primera vez las posturas, debes concentrarte primero en aprender las posiciones y los movimientos que inician y finalizan cada una de las posturas. Cuando te hayas habituado a las secuencias, puedes empezar a unir esos movimientos con la respiración *ujjayi*, sin olvidar que es la respiración la que guía siempre el movimiento. Los *bandhas* y los *drishtis* vendrán con el tiempo, así que intenta ser paciente contigo mismo.

FLEXIÓN HACIA DELANTE
Padangusthasana

1 Empieza en posición de partida de pie. Inspirando da un salto o paso para separar los pies, el ancho de las caderas. Espirando coloca las manos sobre las caderas y relaja los hombros.

2 Inspirando mira hacia arriba, levanta el pecho y ensánchalo, estira la parte frontal del cuerpo y encoge el abdomen. Espirando inclínate hacia delante doblando la cintura, baja los brazos y sujeta los dedos gordos de los pies con los dedos índice y corazón. (Si no llegas hasta los dedos, sujeta los tobillos o las espinillas). Inspirando sepárate de las piernas manteniendo la sujeción de los dedos, mira hacia arriba y estira la columna.

3 Espirando pégate a las piernas y flexiona los codos hacia los laterales. Dirige la mirada hacia la punta de la nariz y permanece en esta posición durante cinco respiraciones completas. Para finalizar, inspira y vuelve a la posición 1. Espirando da un salto o paso para volver a la posición de partida de pie.

Esta postura estira la columna y la parte posterior de las piernas; masajea hígado, bazo y riñones; y reduce grasa en la región abdominal.

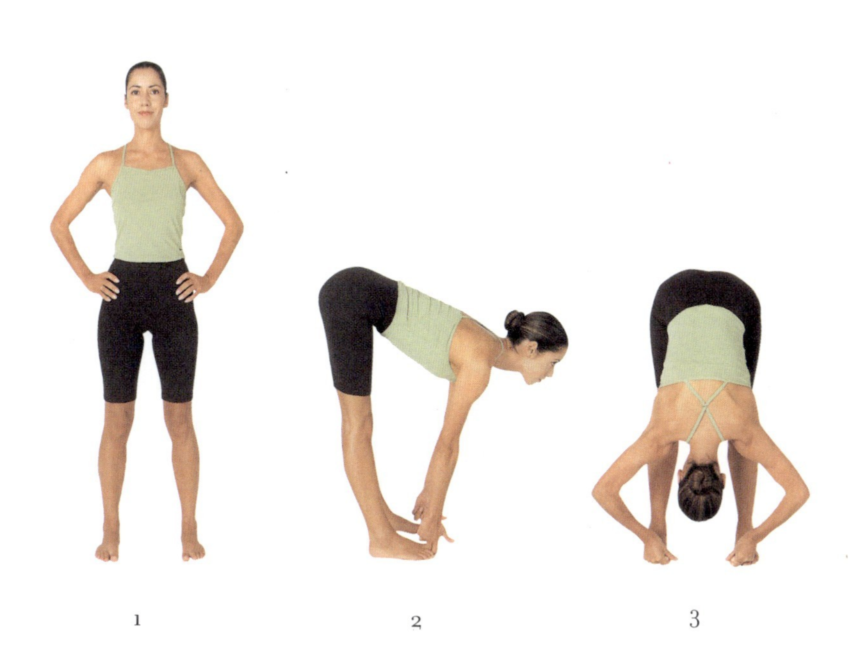

1 2 3

TRIÁNGULO EXTENDIDO
Utthita Trikonasana

1 Empieza en posición de partida de pie. Inspirando da un paso a la derecha. Extiende los brazos hacia los lados en posición horizontal, con las palmas de las manos hacia abajo, y asegúrate de que los pies estén alineados con los codos. Espirando gira el pie derecho 90º hacia fuera y el pie izquierdo 45º hacia dentro.

2 Inspirando expande el pecho y estira el cuello. Espirando inclínate lateralmente doblando la cadera derecha hasta llegar con el brazo derecho al dedo gordo del pie y engancharlo con los dedos índice y corazón. Extiende el brazo izquierdo hacia arriba, ensanchando el tórax y los hombros. Gira la cabeza hacia arriba para mirar el pulgar izquierdo. Permanece en esta posición durante cinco respiraciones completas. Inspirando vuelve a la posición 1 y repite el mismo movimiento, esta vez con el lado izquierdo. Para finalizar, inspira y deshaz la postura subiendo y estirando los brazos.

Esta postura fortalece y tonifica las piernas, caderas y espalda, y además favorece la digestión y alivia los problemas respiratorios.

TRIÁNGOLO EXTENDIDO

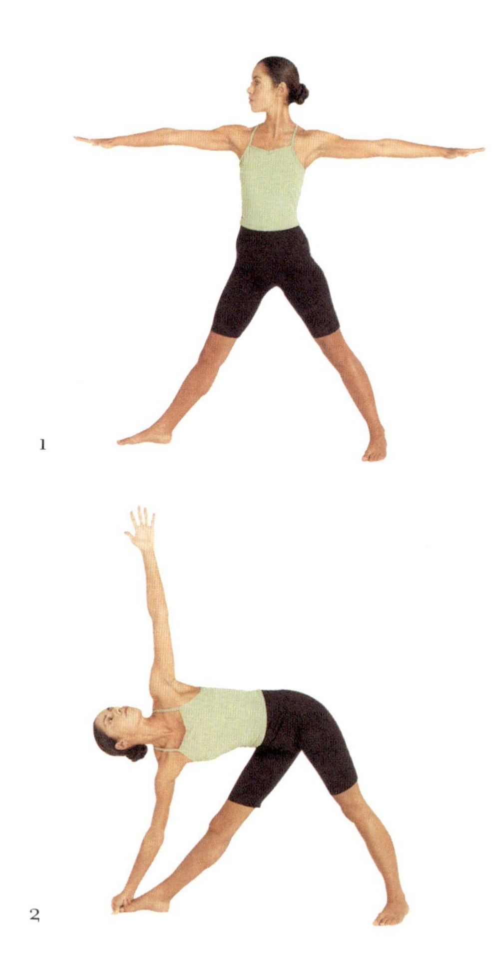

ÁNGULO LATERAL EXTENDIDO
Utthita Parsvakonasana

1 Empieza en posición de partida de pie. Inspirando da un paso grande a la derecha. Extiende los brazos hacia los lados en posición horizontal, con las palmas de las manos hacia abajo, y los pies alineados con los codos. Espirando gira el pie derecho 90º hacia fuera y el pie izquierdo 45º hacia dentro.

2 Inspirando expande el pecho y los hombros. Espirando flexiona la rodilla derecha hasta formar un ángulo recto entre el muslo y la pantorrilla. Coloca la mano derecha junto al pie por fuera, apretando la palma de la mano contra el suelo y la rodilla derecha contra la axila. Extiende el brazo izquierdo por encima de la cabeza y estira toda la parte izquierda hasta el pie. Dirige la mirada hacia la mano extendida y mantén esta posición durante cinco respiraciones completas. Inspirando vuelve a la posición 1 y repite el mismo movimiento esta vez con el lado izquierdo. Para finalizar, inspira y deshaz la postura subiendo. Espirando vuelve a la posición de partida de pie.

Esta postura ensancha el tórax, fortalece los brazos, la parte superior de la espalda, las piernas y caderas; y mejora la digestión y la respiración.

ÁNGULO LATERAL EXTENDIDO

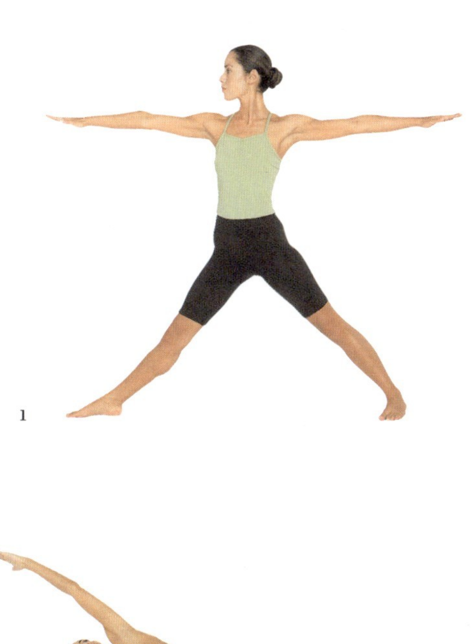

1

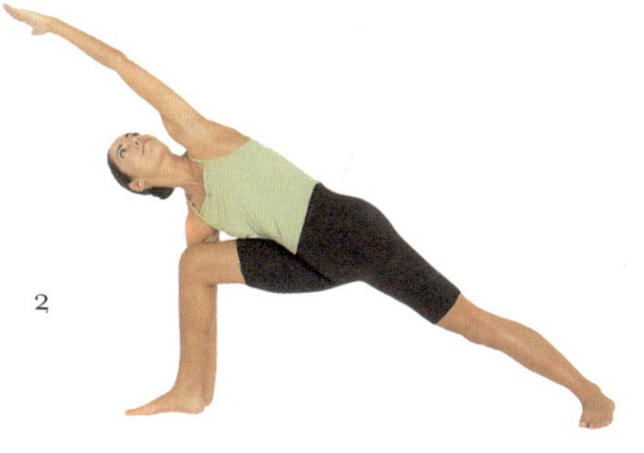

2

POSTURA DE PIES ABIERTOS
Prasarita Padottanasana

1 Empieza en posición de partida de pie. Inspirando da un paso grande a la derecha. Extiende los brazos hacia los lados en posición horizontal y mantén los pies alineados con las muñecas, con los talones en línea y la parte exterior de los pies en paralelo.

2 Espirando baja las manos apoyándolas sobre las caderas.

3 Inspirando ensancha el pecho y mira hacia arriba. Espirando dóblate hacia delante y apoya las manos sobre el suelo, separadas el ancho de los hombros, y con los codos metidos hacia dentro. Inspirando estira los brazos, extiende la columna y mira hacia arriba.

4 Espirando baja el tronco acercando la cabeza hacia el suelo y dejando los brazos flexionados. Mira hacia la punta de la nariz y mantén esta posición durante cinco respiraciones completas. Para finalizar, inspirando vuelve a estirar los brazos y mira hacia arriba. Espirando apoya las manos en las caderas. Inspirando sube y vuelve a la posición 2. Espirando vuelve a la posición de partida de pie.

Esta postura alarga la parte interior de los muslos, estimula los órganos de la pelvis y aumenta la irrigación sanguínea en el cerebro.

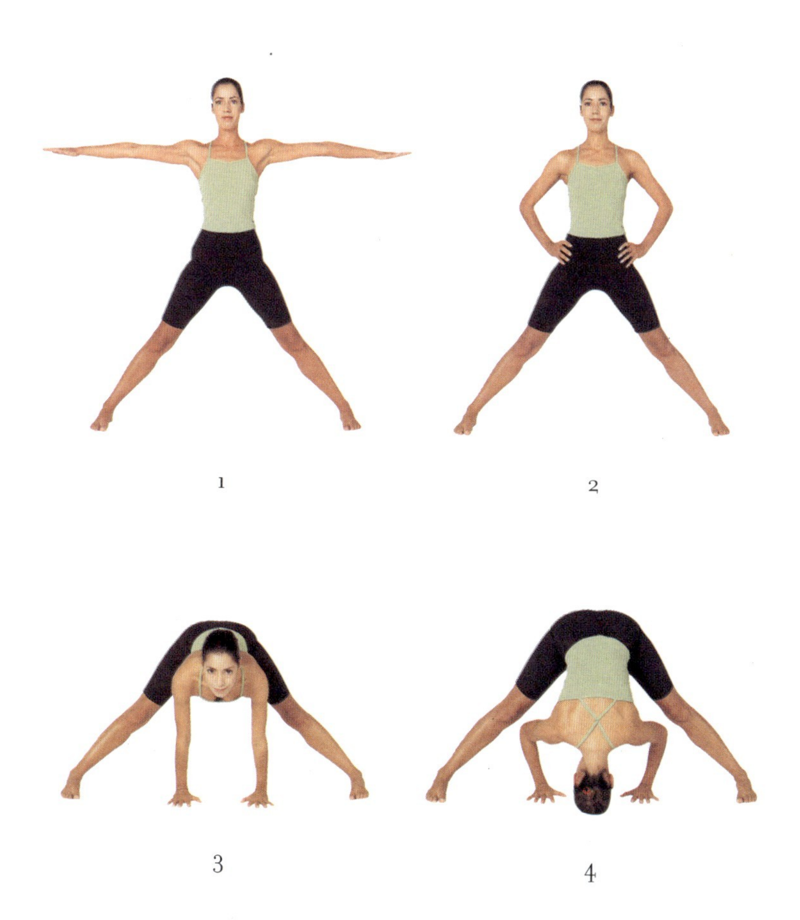
1
2
3
4

EXTENSIÓN INTENSA DE LOS COSTADOS
Parsvottanasana

1 Empieza en posición de partida de pie. Inspirando da un paso a la derecha. Extiende los brazos hacia los lados en posición horizontal, con las palmas de las manos hacia abajo, y los pies aproximadamente en línea con los codos. Espirando gira el pie derecho 90° hacia fuera y el pie izquierdo 45° hacia dentro. Haz un giro de cintura hacia el pie derecho, encaja bien las caderas y junta las manos por detrás de la espalda en posición de oración. Inspirando aprieta las palmas, arquea la columna, expande el pecho y mira hacia arriba.

2 Espirando dóblate hacia el muslo derecho con la barbilla por delante. (Si es necesario, flexiona un poco la rodilla derecha). Dirige la mirada hacia el dedo gordo del pie derecho y mantén esta posición durante cinco respiraciones completas. Inspirando vuelve a la posición 1 y repite el mismo movimiento, esta vez con el lado izquierdo. Para finalizar, en la sexta respiración levántate y sitúa los pies en paralelo. Espirando vuelve a la posición de pie.

Esta postura expande las caderas, mejora el equilibrio, tonifica el abdomen y limpia los aparatos digestivo y respiratorio.

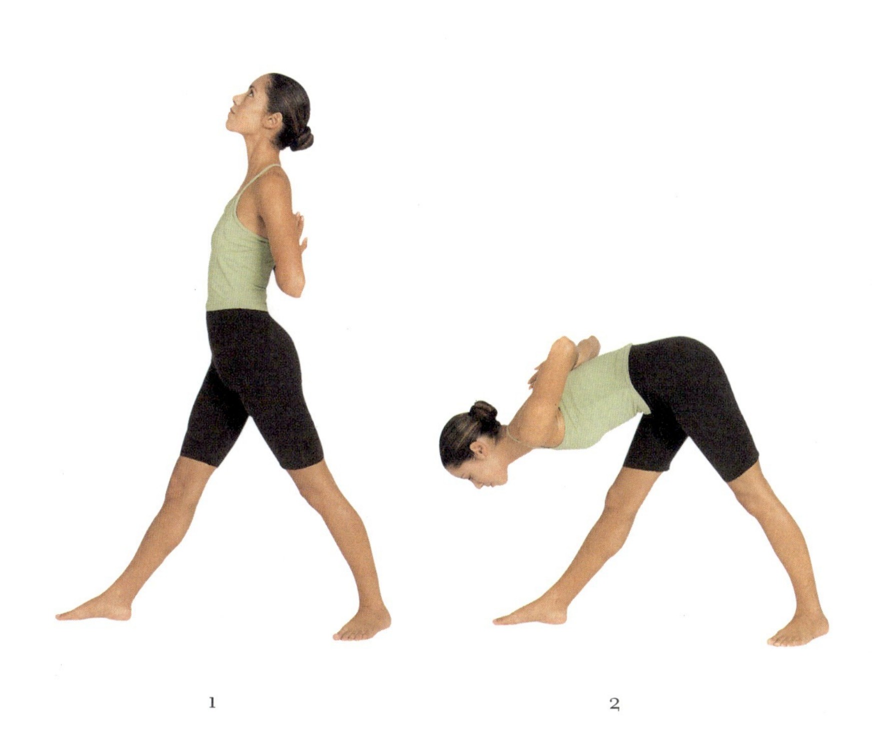

1

2

POSTURA DE ESTIRAMIENTO DE PIERNAS
Utthita Hasta Padangusthasana

1 Empieza en posición de partida de pie. Inspirando flexiona y levanta la pierna derecha, enganchando el dedo gordo del pie con los dedos índice y corazón de la mano derecha. Apoya la mano izquierda sobre la cadera izquierda y mantén el pie bien agarrado.

2 Espirando estira la pierna derecha hacia delante de forma que quede lo más recta posible, sin soltar el pie. Fija la mirada en el dedo sostenido o bien en un punto fijo enfrente de ti; te ayudará a mantener el equilibrio. Permanece en esta posición durante cinco respiraciones completas.

3 Inspirando levanta y ensancha el pecho. Espirando mueve la pierna derecha sostenida hacia la derecha. Gira la cabeza para mirar por encima del hombro izquierdo y mantén la mirada en un punto fijo. Permanece en esta posición durante cinco respiraciones completas. Inspirando vuelve a la posición 2. Espirando suelta el dedo gordo y vuelve a la posición de partida de pie. Repite el mismo ejercicio esta vez con la pierna izquierda. *Esta postura aumenta la flexibilidad en las caderas, fortalece las piernas y estimula los riñones y el aparato digestivo.*

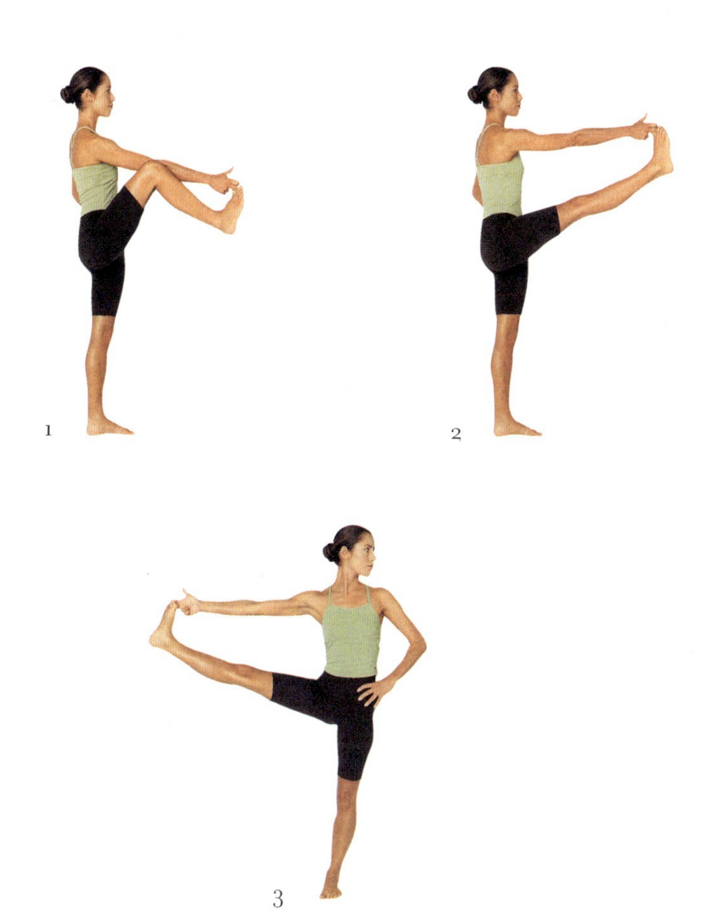
1
2
3

POSTURA DEL ÁRBOL

Vrkshasana

1 Empieza en posición de partida de pie. Inspirando desplaza tu peso sobre la pierna izquierda. Mientras la pierna izquierda permanece recta, levanta la pierna derecha y sujeta el tobillo derecho con la mano derecha. Espirando coloca la planta del pie derecho en la parte interior del muslo izquierdo, acercando el talón lo más posible a la ingle. Aprieta el pie contra el muslo y empuja la rodilla derecha hacia atrás. Concéntrate en un punto fijo y mantén el equilibrio.

2 Inspirando levanta el pecho, empuja los hombros hacia atrás y estira toda la columna. Espirando junta las manos frente al pecho en posición de oración. Mantén la mirada en la punta de la nariz o en un punto fijo delante. Permanece en esta posición durante cinco respiraciones completas. Inspirando separa el pie de la ingle. Espirando vuelve a la posición de pie. Repite el mismo ejercicio esta vez con el lado izquierdo.

Esta postura fortalece los pies y los tobillos, expande las caderas, aumenta la flexibilidad de las rodillas y mejora el equilibrio y la concentración.

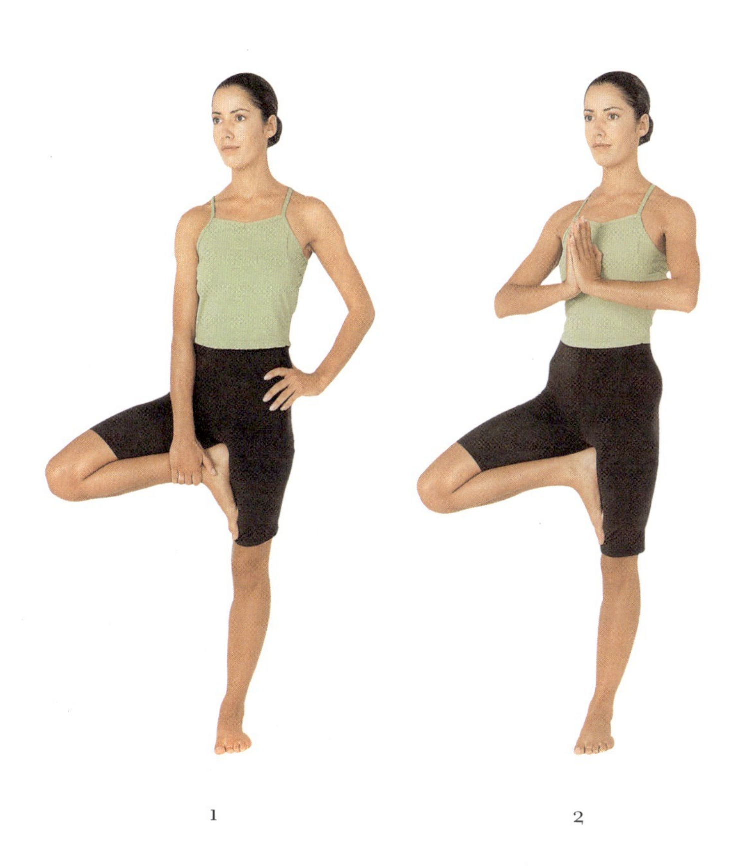

1 2

SECUENCIA DEL GUERRERO

Virabhadrasana

La secuencia del guerrero marca el final de las posturas de pie proporcionando una suave transición para pasar a las posturas sobre el suelo. Esta secuencia mejora la fuerza en general, la flexibilidad y resistencia; realinea la columna vertebral, expande el tórax, estira la parte interior de los muslos, y tonifica los glúteos y la zona abdominal.

1 Empezando desde la posición de partida de pie, haz los pasos 1-6 del saludo al sol A (ver págs. 38-41). Permanece en esta posición 6 (posición perro mirando abajo) durante una respiración completa.

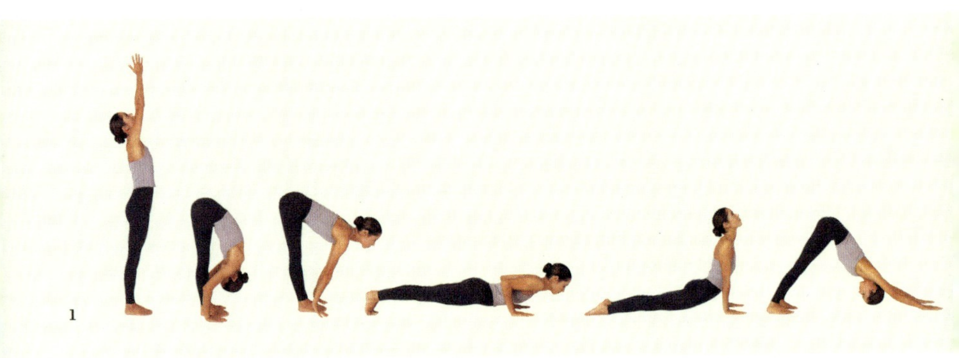

2 Inspirando flexiona las rodillas y da un salto con los pies hacia las manos. Manteniendo los pies juntos y las rodillas flexionadas, mete hacia dentro el coxis como si te sentaras. Levanta los brazos juntando las palmas de las manos por encima de la cabeza. Mira hacia los pulgares y mantén esta posición durante cinco respiraciones completas.

(continúa)

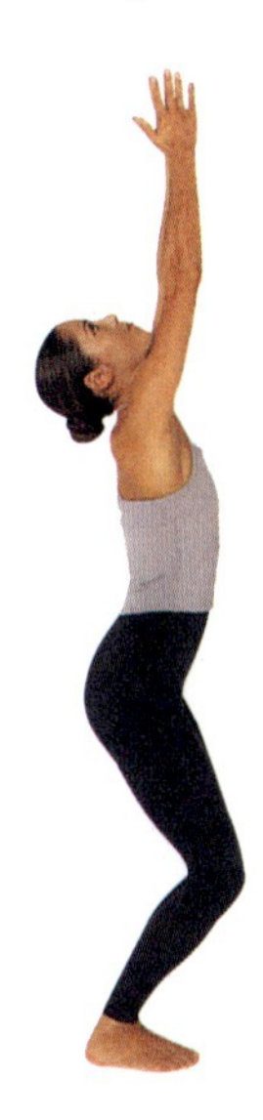

2

3 Inspirando estira las piernas y extiende las manos hacia arriba volviendo a la posición 1 del saludo al sol A. Continúa con los pasos 1-6 del saludo al sol A, permaneciendo en la posición 6 durante una respiración completa.

4 Inspirando gira el pie izquierdo 45° hacia fuera y da un paso con el pie derecho hacia delante en dirección manos. Continuando la inspiración, flexiona la rodilla derecha formando un ángulo recto entre el muslo y la pantorrilla (ajusta los pies si es necesario). Levanta el tronco, juntando las palmas por encima de la cabeza. Asegúrate de que la pierna trasera queda estirada y el pie trasero apoyado en el suelo. Dirige la mirada hacia los pulgares. Mantén esta posición cinco respiraciones completas.

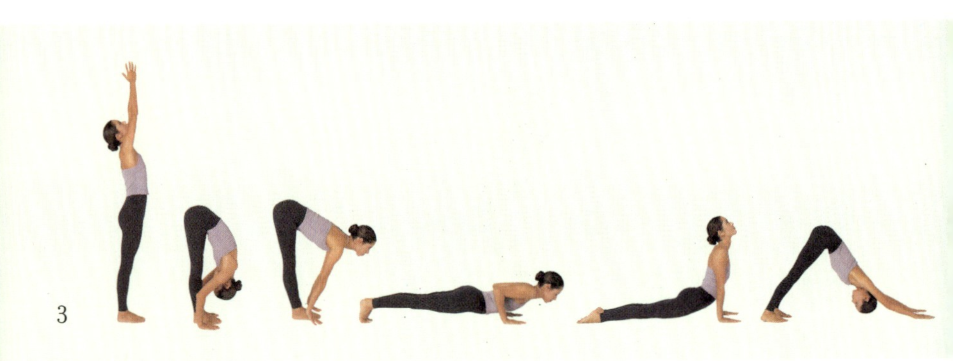

5 Inspirando mantén los brazos por encima de la cabeza con las palmas apretadas. Estira la pierna derecha, gira el pie izquierdo hacia fuera y el pie derecho hacia dentro, y haz rotar el cuerpo hasta colocarte en dirección opuesta. Espirando flexiona la rodilla izquierda formando un ángulo recto entre el muslo y la pantorrilla. Ajusta el espacio entre los pies si es necesario, y asegúrate de que la pierna trasera quede estirada y el pie trasero apoyado sobre el suelo. Dirige la mirada hacia los pulgares. Mantén esta posición cinco respiraciones completas.

(continúa)

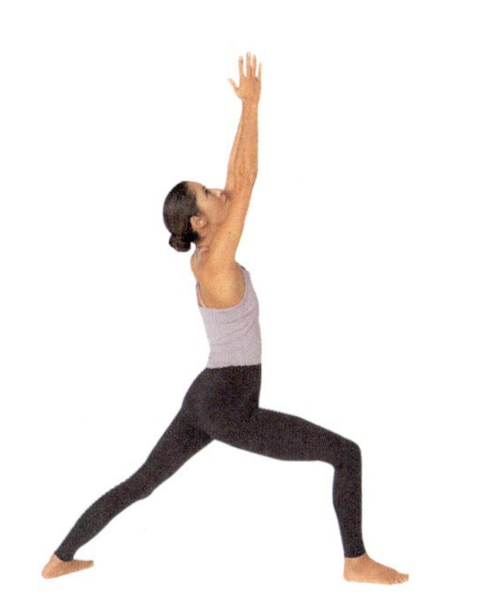

4

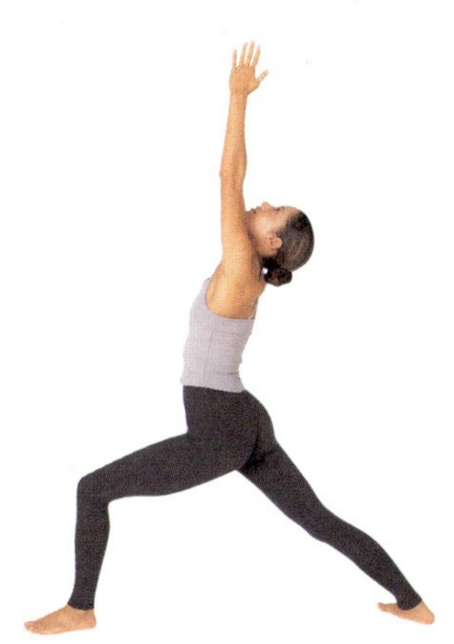

5

6 Espirando baja los brazos hasta extenderlos horizontalmente por encima de las piernas, las palmas mirando hacia abajo. Estirando los dedos expande el pecho y los hombros. Mira hacia el dedo corazón de la mano izquierda. Mantén esta posición cinco respiraciones completas.

7 Inspirando mantén los brazos paralelos al suelo y estira la pierna izquierda, gira el pie izquierdo hacia fuera y el pie derecho hacia dentro. En este movimiento haz rotar el cuerpo hasta colocarte en dirección opuesta. Espirando flexiona la rodilla derecha formando un ángulo recto entre el muslo y la pantor-

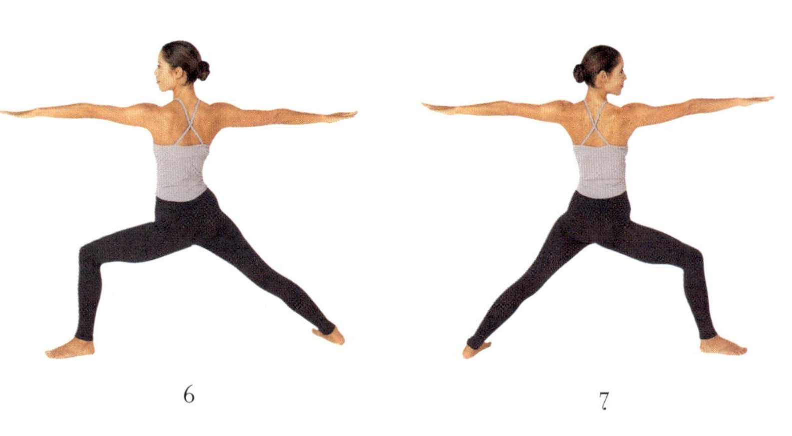

6 7

rilla. Ajusta el espacio entre los pies si es necesario y asegúrate de que la pierna trasera quede estirada y el pie trasero apoyado sobre el suelo. Mira hacia el dedo corazón de la mano derecha. Mantén esta posición durante cinco respiraciones completas.

8 Inspirando acerca el brazo izquierdo al brazo derecho. Espirando apoya las manos en el suelo, a ambos lados del pie derecho, y da un paso hacia atrás adoptando una posición de flexión elevada. Baja el cuerpo hasta situarte en la posición 4 del saludo al sol A. Repite los pasos 4-9 del saludo al sol A, y permanece en la posición 6 (postura perro mirando abajo), durante una respiración completa.

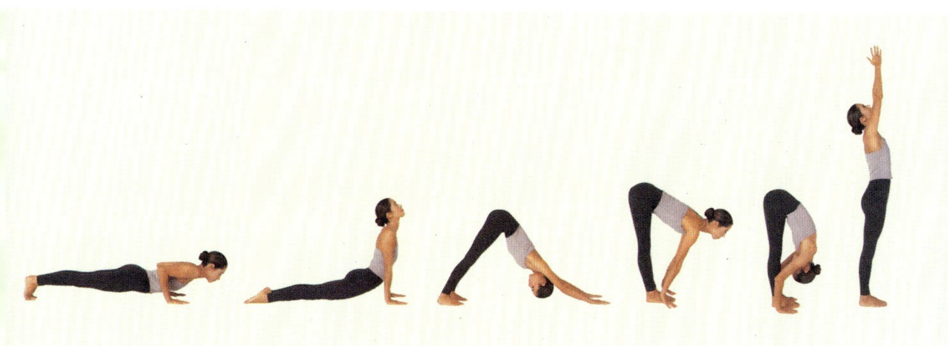

8

Lejos del bullicio de los sentidos,
De los trasiegos agitados de la mente.
Hay un estanque tranquilo de paz.
Los sabios llaman a esa paz el estado máximo del ser.
Es el lugar donde encontramos la unidad.

Para no separarnos nunca más.

KATHA UPANISHAD (siglo V a.C.)

Tiene sus raíces arriba en los mundos
Y sus ramas abajo en la tierra
Es el Árbol de toda la Eternidad.
Su raíz pura es Brahman, Ser inmortal que da la Vida
Al que nadie puede trascender.

KATHA UPANISHAD (siglo V a.C.)

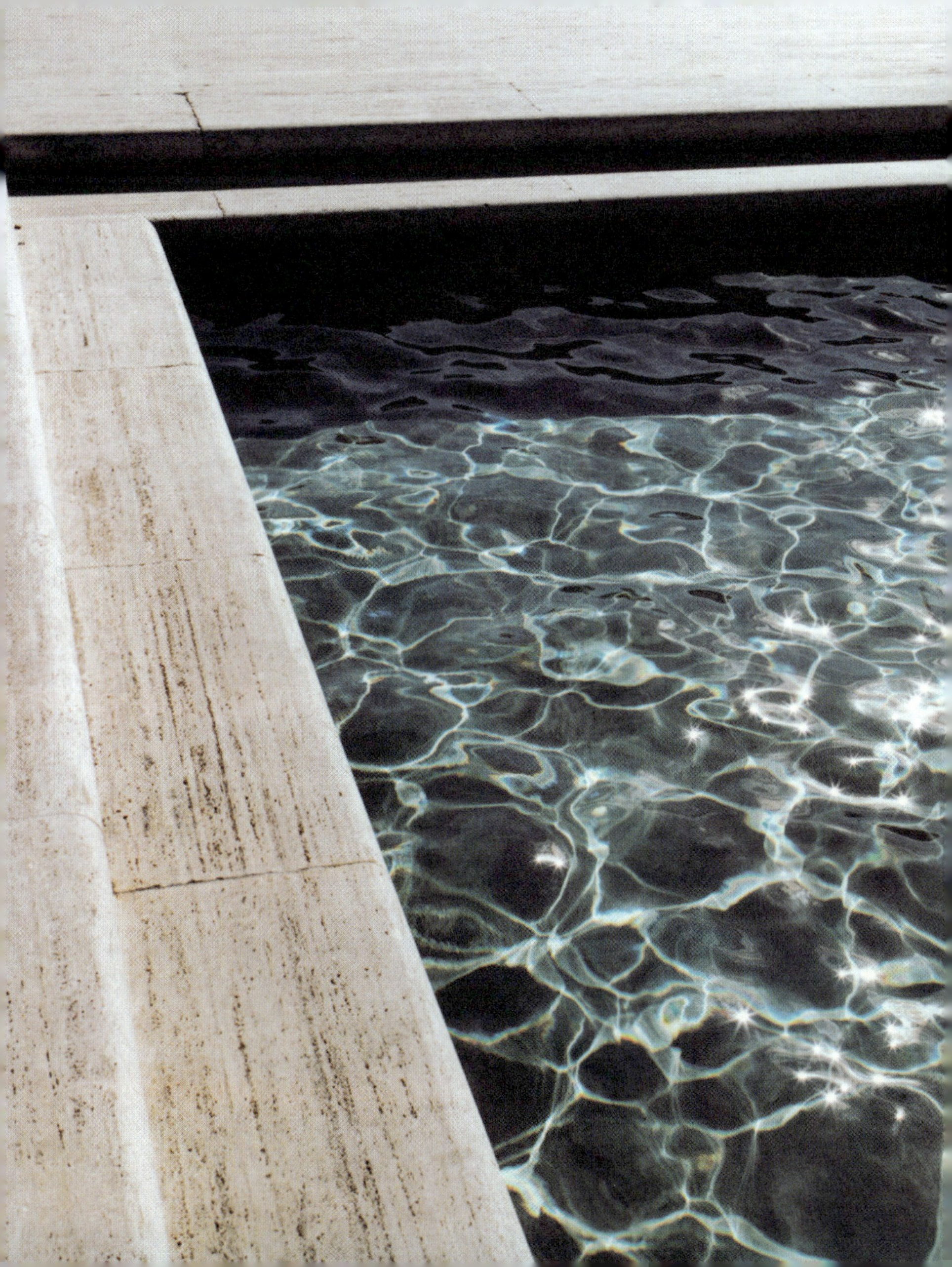

Capítulo Cuatro

secuencia sobre el suelo

Las posturas sobre el suelo de las Primeras Series continúan el proceso iniciado en la Secuencia de pie. Experimentaremos una nueva relación con nuestro fundamento, ya que los puntos de contacto principales con el suelo pasan de ser los pies a los glúteos y las manos, que aportan una base más amplia y un centro de gravedad más bajo. Así obtenemos una mayor sensación de estabilidad que nos permite concentrarnos más en la respiración y fomentar nuestra concienciación interior. Además, las posturas sobre el suelo nos conectan más con el chakra raíz (ver págs. 16-19) y éste a su vez conecta nuestras emociones con la tierra.

Algunas posturas en este capítulo son flexiones hacia delante, en las que el tronco se flexiona sobre las piernas.

Estas posturas ayudan a estirar la columna vertebral, mejorando la flexibilidad y expandiendo las vértebras, así como estirando y alargando los tendones de la corva. Para contrarrestarlas, la secuencia incluye asimismo posiciones más abiertas que flexionan la columna en dirección opuesta.

Entre cada postura se realiza una media vinyasa (ver págs. 76-77): en este capítulo se presenta una versión modificada más adecuada para principiantes. Además de conectar las posturas, las medias vinyasas mantienen el calor acumulado en el cuerpo en secuencias anteriores. Además reequilibran y centran nuestros cuerpos entre posturas, y desarrollan nuestra fuerza en la zona superior del cuerpo y abdomen, afianzando el apoyo interior.

MEDIA VINYASA

1 Empieza en posición sentada de partida, piernas estiradas hacia delante, pies juntos, palmas sobre el suelo justo detrás de las caderas. Inspirando cruza las piernas acercando los pies lo más posible a los glúteos. Coloca las palmas sobre el suelo frente a los pies, algo más separadas que el ancho de los hombros, con los dedos apuntando hacia delante.

2 Apretando las manos contra el suelo, dóblate hacia delante sobre los tobillos levantando los glúteos del suelo.

3 Manteniendo esa posición levantada durante la espiración, desplaza el peso hacia delante y da un salto estirando las piernas hacia atrás, en posición de flexión elevada. Flexiona los brazos y baja el cuerpo hasta rozar casi la barbilla con el suelo.

4 Inspirando empuja los dedos de los pies hacia fuera apoyando los empeines en el suelo, estira los brazos, saca el pecho por entre los brazos y mira hacia arriba.

5 Espirando empuja el cuerpo hacia atrás con los brazos (postura del perro). Permanece en esta posición una respiración completa. Inspirando vuelve a la posición 2 dando un salto hacia las manos y cruzando los tobillos antes de apoyar los pies. Espirando extiende las piernas para el próximo ejercicio.

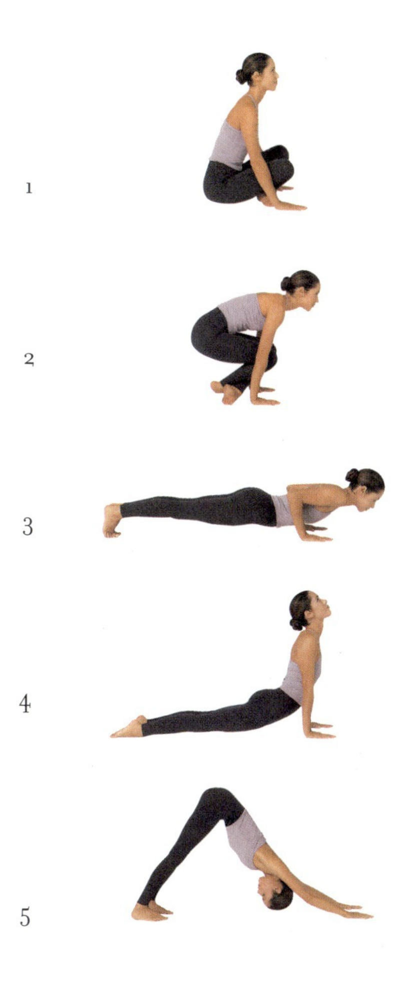
1
2
3
4
5

EL BASTÓN / DE LA PINZA

Dandasana/Paschimattanasana

1 Colócate en posición sentada de partida, piernas extendidas hacia delante, pies juntos y palmas sobre el suelo, justo detrás de las caderas, los dedos apuntando hacia delante. Inspirando ensancha el pecho y empuja los hombros hacia atrás. Espirando baja la barbilla y flexiona los tobillos. Mira hacia los dedos de los pies o la nariz. Mantén esta posición cinco respiraciones completas.

2 Inspirando levanta la barbilla, estira toda la columna y encoge el abdomen. Espirando empuja el tronco hacia delante y engancha los dedos gordos de los pies con los dedos índice y corazón. Inspirando alarga la columna y mira hacia arriba.

3 Espirando utiliza los brazos para inclinarte por encima de las piernas. Flexiona los codos hacia los laterales y estira la barbilla hacia las espinillas. Mira hacia los dedos gordos de los pies y permanece en esta posición cinco respiraciones completas. Inspirando vuelve a la posición 1. Después de espirar, haz una media vinyasa.

Esta postura estira columna y tendones, masajea los órganos internos y fortalece el corazón.

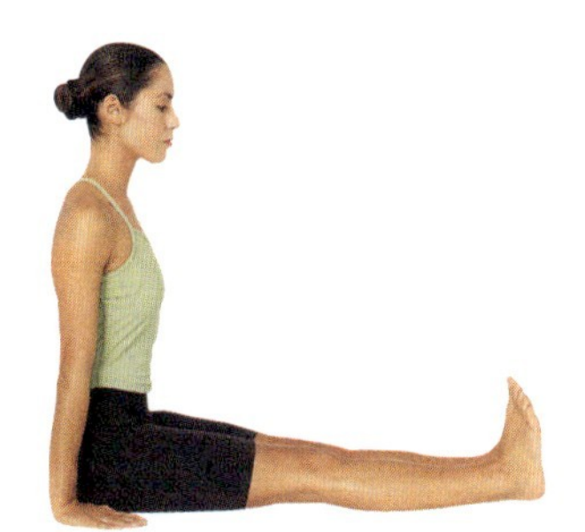

1

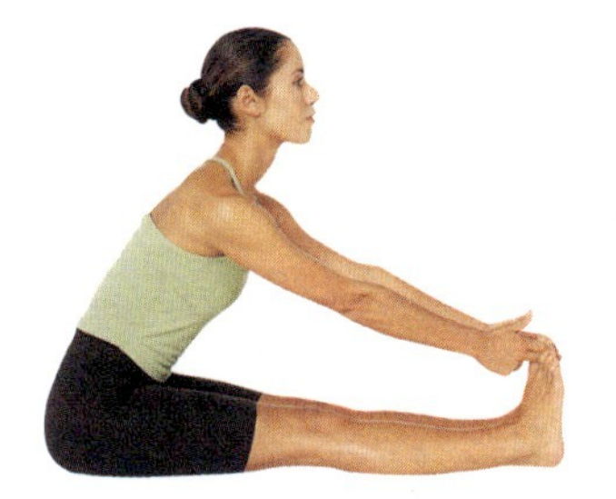

2

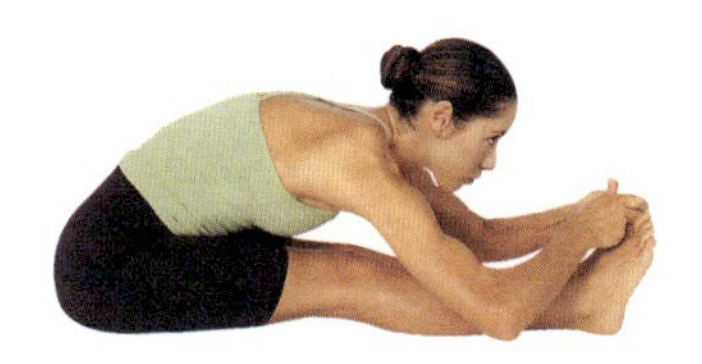

3

POSTURA DEL ESTE

Purvattanasana

1 Empieza en posición sentada de partida, presionando las palmas de las manos sobre el suelo y levantando el pecho mientras inspiras. Espirando coloca las manos entre 20 y 30cm por detrás de las caderas y separadas la distancia equivalente al ancho de los hombros, los dedos apuntando hacia delante.

2 Inspirando alza las caderas manteniendo piernas y pies juntos. Deja que la cabeza se relaje hacia atrás suavemente pero sin acortar el cuello. Hunde las plantas de los pies en el suelo para ayudar a estirar las piernas y levantar la pelvis. Empújate hacia arriba con ayuda de las manos, echando los hombros hacia atrás mientras subes y extiendes el pecho. Mantén la mirada en el "tercer ojo" (ver pág. 27) y permanece en esta posición durante cinco respiraciones completas. Inspirando levanta la cabeza. Espirando baja las caderas hasta ponerlas sobre el suelo y relaja los brazos. Haz ahora una media *vinyasa*.

Esta postura fortalece los brazos, hombros y abdomen, amplia la capacidad torácica y relaja el sistema nervioso.

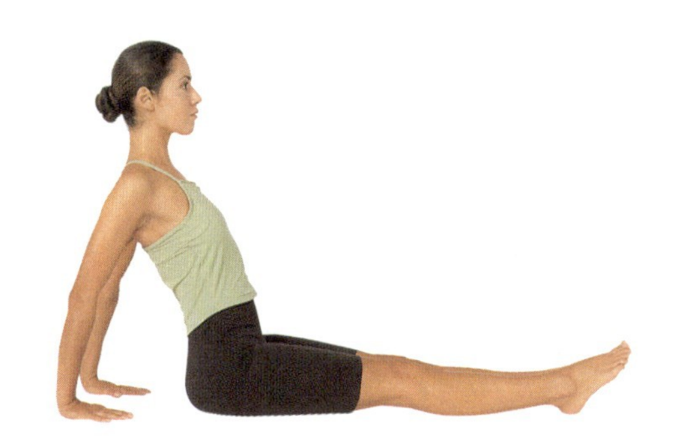

1

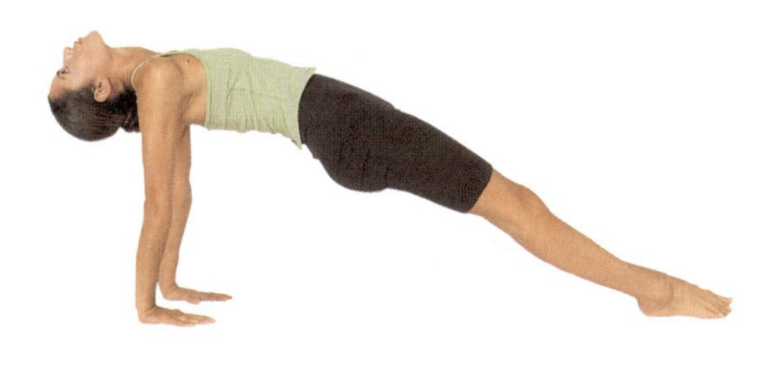

2

POSTURA DE CABEZA CONTRA RODILLA
Janu Sirsasana

1 Empieza en posición sentada de partida. Inspirando levanta y flexiona la pierna derecha, agarrando el tobillo con la mano izquierda. Espirando acerca el talón hacia la ingle de forma que la planta del pie quede apoyada en la parte interior del muslo izquierdo. La rodilla derecha debería apuntar hacia fuera formando un ángulo de 90° y estar lo más cerca posible del suelo.

2 Inspirando dóblate hacia delante por encima de la pierna izquierda, sujetando el pie izquierdo (o la espinilla) con ambas manos. Separa el tronco manteniendo el pie agarrado, estira toda la columna y mira hacia arriba.

3 Espirando acerca el pecho hacia la rodilla y la barbilla hacia la espinilla. Dirige la mirada hacia los dedos del pie izquierdo y mantén esta posición durante cinco respiraciones completas. Para finalizar, inspirando levanta la cabeza y estira la columna. Espirando suelta las manos y extiende las piernas. Repite el mismo ejercicio esta vez con el lado izquierdo, y continúa con una media *vinyasa*.

Esta postura estira las piernas; expande la zona lumbar, las caderas y rodillas; y estimula los sistemas circulatorio y urinario.

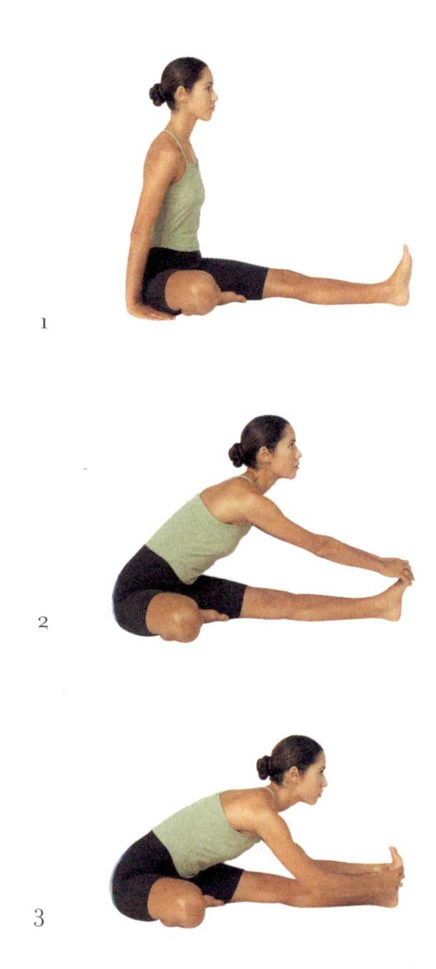
1
2
3

POSTURA DEL HIJO DE BRAHMA

Marichyasana

1 Empieza en posición sentada de partida. Espirando flexiona la rodilla derecha acercando el pie derecho a la cadera derecha. La parte exterior del talón derecho deberá estar alineada con la del glúteo derecho. Coloca la palma de la mano izquierda sobre el suelo junto a la cadera izquierda. Inspirando extiende el brazo derecho por encima de la cabeza, estirando el abdomen y mirando hacia arriba.

2 Espirando inclínate hacia delante, rodea la pierna derecha con el brazo derecho juntando las manos por detrás del cuerpo. Intenta agarrar la muñeca izquierda con la mano derecha. Inspirando estira toda la columna y mira hacia arriba.

3 Espirando acerca el pecho a la rodilla izquierda. Dirige la mirada hacia los dedos del pie izquierdo y mantén esta posición durante cinco respiraciones completas. Para finalizar, inspirando estira la columna y mira hacia arriba. Espirando deshaz la postura. Repite el mismo ejercicio esta vez con el lado izquierdo, y continúa con una media *vinyasa*.

Esta postura alivia tensiones en la zona lumbar, limpia los riñones, regula la digestión y alivia el estreñimiento.

POSTURA DEL HIJO DE BRAHMA

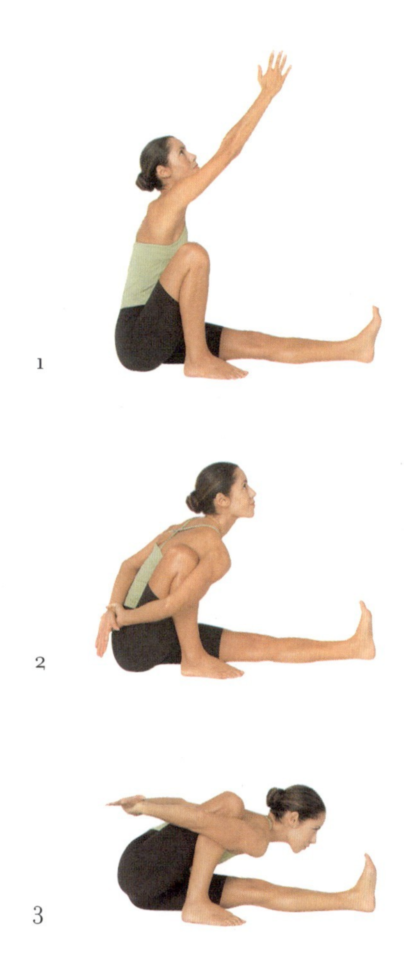

POSTURA DE LA BARCA
Navasana

1 Empieza en posición sentada de partida. Inspirando inclina la espalda hacia atrás y levanta las piernas por delante, manteniendo los pies juntos, los dedos de los pies apuntando hacia delante y las piernas estiradas (si es necesario flexiona las rodillas). Sitúa los brazos paralelos al suelo, con las palmas de las manos mirándose. Estira los dedos, levanta el pecho y empuja los hombros hacia atrás. Dirige la mirada hacia los dedos de los pies. Permanece en esta posición durante cinco respiraciones completas.

2 Inspirando coloca las palmas de las manos sobre el suelo, a cada lado de las caderas, con los dedos mirando hacia delante. Espirando cruza las piernas a la altura de los tobillos y acerca las rodillas al pecho. Hunde las manos en el suelo, encoge el abdomen, acorta el tronco y levanta el cuerpo del suelo. Inspirando baja el cuerpo al suelo y vuelve a la posición 1. Repite este ejercicio de tres a cinco veces antes de dar paso a una media *vinyasa*.

Esta postura fortalece los abdominales y lumbares, y estimula los órganos viscerales, sobre todo los intestinos.

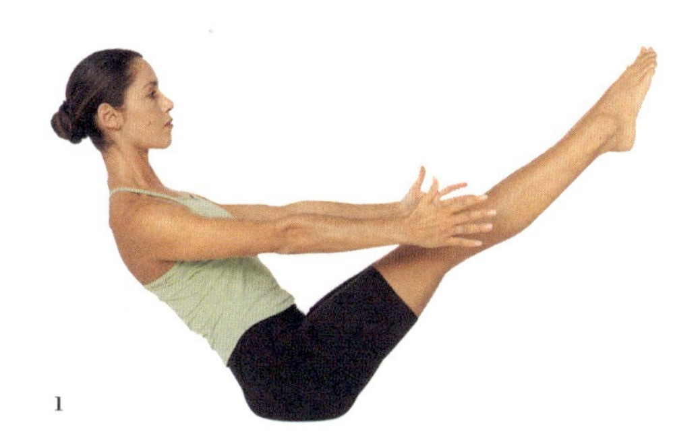

1

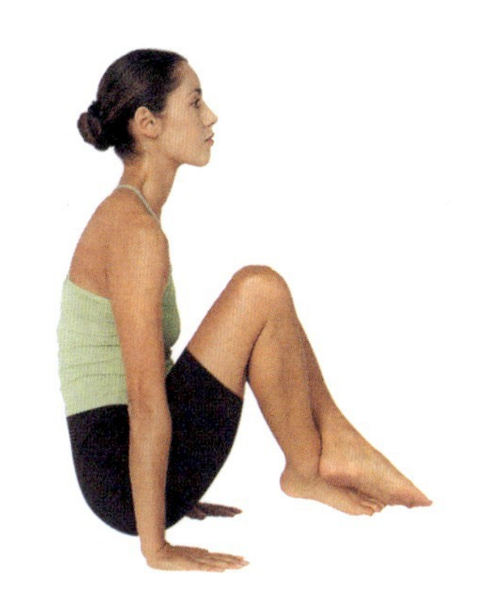

2

POSTURA DEL ÁNGULO ATADO

Baddha Konasana

1 Empieza en posición sentada de partida. Espirando recoge ambos pies acercándolos a las ingles, con las plantas de los pies juntas. Aprieta los pies con las manos, relaja los músculos de las caderas y las ingles, y deja caer las rodillas aproximándose al suelo.

2 Inspirando aprieta con los dedos pulgares las plantas de los pies, justo debajo del pulpejo de cada pie, dejando a la vista las plantas. Sírvete de esta rotación de los pies para bajar aún más las rodillas. Levanta el pecho, empuja los hombros hacia atrás y estira la columna.

3 Espirando inclínate hacia delante sobre los pies, manteniendo la columna estirada y el pecho levantado. Flexiona los codos utilizando los antebrazos para ejercer mayor presión sobre los muslos. Fija la mirada en la punta de la nariz y mantén esta posición durante cinco respiraciones completas. Inspirando siéntate en posición erguida. Espirando deshaz la postura antes de dar paso a una media *vinyasa*.

Esta postura expande las caderas, estira la parte interior de los muslos, fortalece la espalda y mejora la circulación pélvica.

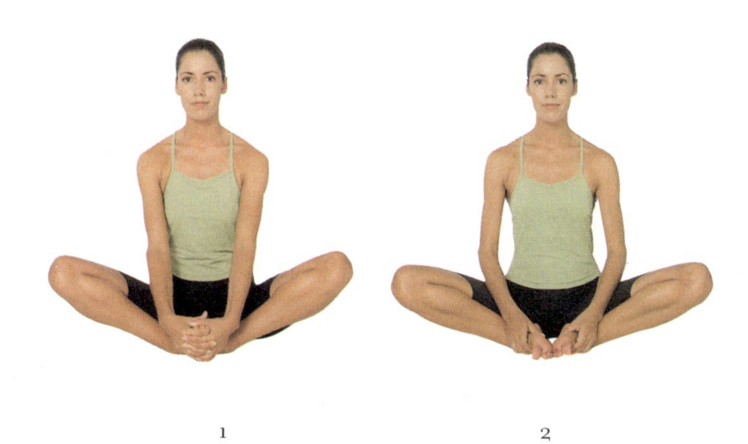

1

2

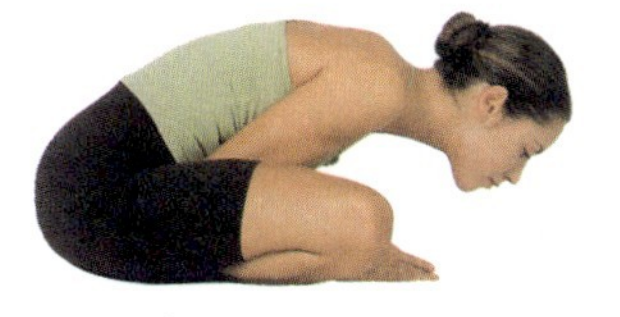

3

POSTURA DEL PUENTE
Setu Bandhasana

1 Empieza en posición sentada de partida. Espirando túmbate sobre la espalda, flexiona las rodillas y apoya las plantas de los pies sobre el suelo lo más cerca posible de los glúteos. Manteniendo los talones juntos, gira los pies de forma que puedas separar las rodillas sin perder el contacto entre el suelo y las plantas de los pies.

2 Inspirando coloca las palmas de las manos sobre el suelo, con los pulgares escondidos debajo de los glúteos. Flexiona los brazos y levanta el tronco, sujetando el peso del cuerpo con los antebrazos. Arquea la espalda y baja la cabeza hacia atrás hasta apoyarla sobre el suelo.

3 Espirando cruza los brazos por delante del pecho, colocando una mano en cada hombro. Distribuye el peso entre la cabeza, los glúteos y los pies. Dirige la mirada hacia la punta de la nariz y mantén esta posición durante cinco respiraciones completas. Inspirando coloca los antebrazos sobre el suelo y levanta la cabeza. Espirando vuelve a la posición sentada y comienza una media *vinyasa*.

Esta postura expande el pecho y aumenta la capacidad respiratoria.

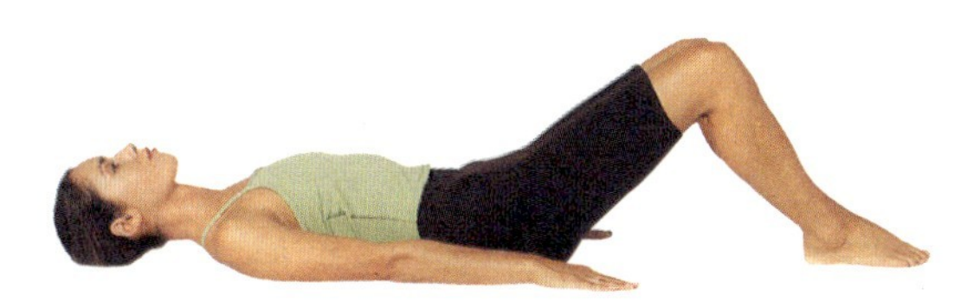

1

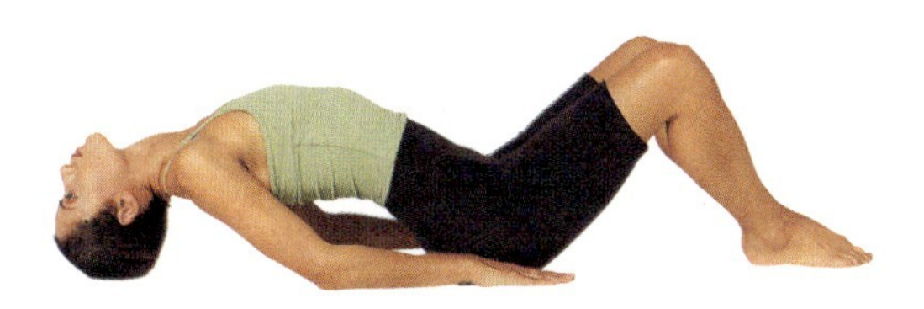

2

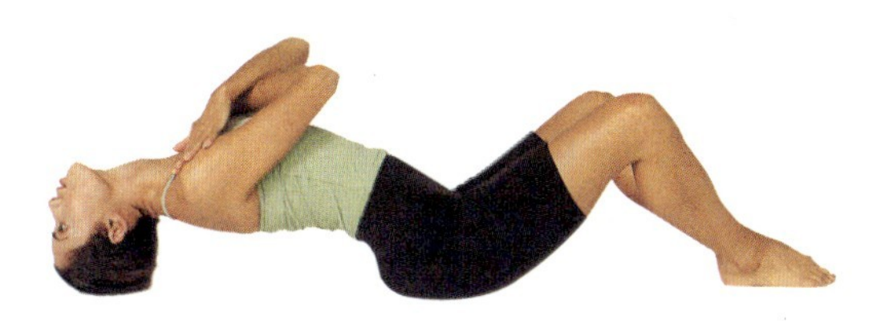

3

POSTURA DEL ARCO

Urdhva Dhanurasana

1 Empieza en posición sentada de partida. Espirando túmbate sobre la espalda, brazos extendidos a los lados. Flexiona las rodillas acercando los pies a los glúteos, las plantas apoyadas en el suelo y separadas algo más que el ancho de las caderas.

2 Inspirando agarra los tobillos con las manos y empuja las caderas hacia arriba curvando la espalda. Intenta desplazar el peso más sobre los hombros que sobre el cuello. Mira hacia la punta de la nariz y mantén esta posición cinco respiraciones completas y una sexta inspiración. En esta última, baja lentamente hasta apoyarte de nuevo en el suelo. Repite este ejercicio tres veces. Cuando termines, haz la postura de la pinza (ver págs. 78-79), durante diez respiraciones completas. Después continúa con una media vinyasa.

Esta postura vigorizante desarrolla fuerza y flexibilidad en todo el cuerpo, sobre todo en columna, piernas, glúteos, brazos, hombros y parte superior de la espalda. Además estira la parte frontal de las piernas y el abdomen, y expande pecho y hombros.

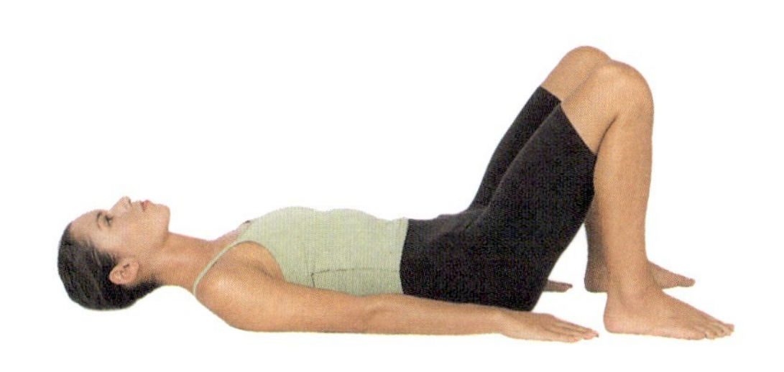

1

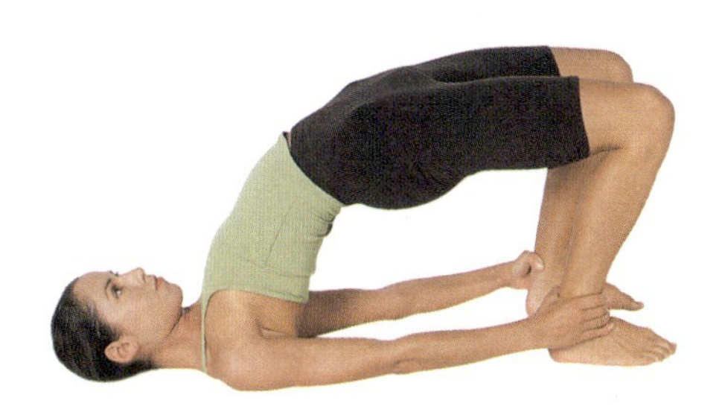

2

Abandona en la meditación los placeres de los sentidos
Al igual que una tortuga abandona sus limbos.
Así es como alcanzarás la paz.

BHAGAVAD GITA (siglo VI a.C.)

Encuentra tu calma en la paz
Centra la atención en tu interior
Y dedica tu conciencia al Ser.
Pues la sabiduría que buscas yace en ti mismo.

BHAGAVAD GITA (siglo VI a.C.)

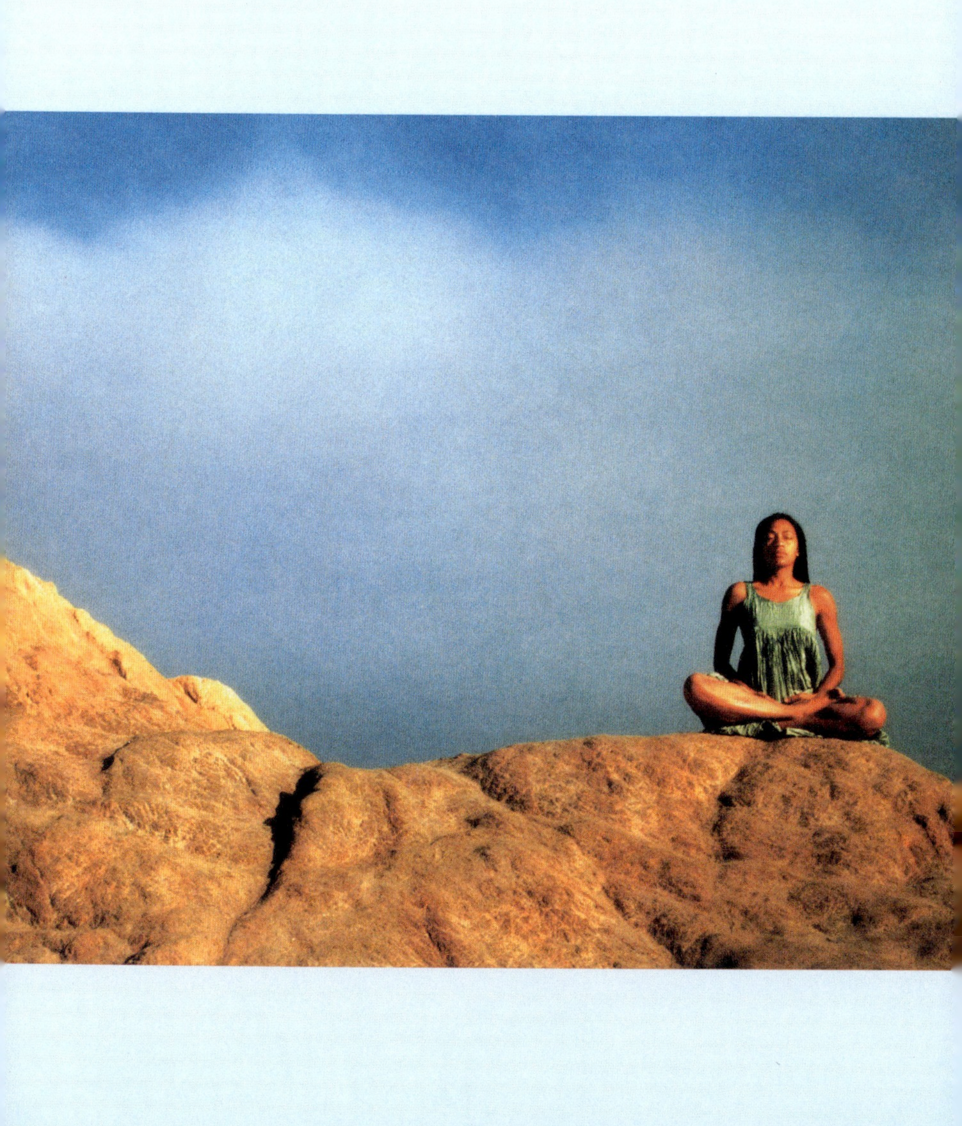

Capítulo Cinco

secuencia final

La Secuencia final, a pesar de ser breve, es un componente esencial en toda práctica de Ashtanga, por lo que no se debería hacer deprisa ni omitirse. Esta secuencia se compone de una serie de posturas invertidas (en las que el cuerpo está al revés) y de otras posturas que las contrarrestan y favorecen el equilibrio. Al invertir el cuerpo, aumenta la oxigenación de la sangre en la cabeza. Como consecuencia se estimula la función cerebral, mejorando así nuestra percepción sensorial y permitiéndonos pensar de forma más clara y efectiva, con una mayor concentración.

En esta secuencia las posturas se mantienen durante más tiempo y el ritmo de la respiración *ujjayi* es más lento. De este modo el cuerpo retoma un estado de equilibrio interior cuando los músculos se relajan, la oxigenación celular se hace más lenta, la toma de oxígeno de la sangre es inferior, el corazón late más despacio y la temperatura del cuerpo comienza a descender.

Durante toda la secuencia deberás mantener la respiración *ujjayi*. No obstante, según vayas avanzando en las posturas, deja que cada respiración se vuelva más larga y relajada hasta retomar finalmente la respiración normal en la postura del cadáver (ver pág. 108).

Tras efectuar las posturas de la Secuencia final deberías sentirte relajado y descansado. Son la solución perfecta después de un duro día de trabajo, y puedes practicarlas individualmente o acompañadas de saludos al sol.

LA VELA / EL ARADO
Salamba Sarvangasana/Halasana

1 Espirando túmbate con los brazos estirados a los lados. Después de cinco respiraciones prolongadas, inspira apretando los brazos contra el suelo, eleva las piernas y enrolla el cuerpo hacia atrás hasta apoyarlo sólo sobre los hombros.

2 Dobla los codos y utiliza las manos para sujetar la espalda. Cuando te sientas estable, estira las piernas, con los dedos apuntando hacia delante, y encoge el abdomen para sostener mejor la espalda. Mira hacia los dedos de los pies o la punta de la nariz, y permanece en esta posición diez respiraciones prolongadas.

3 Espirando lleva los pies hacia atrás hasta apoyarlos en el suelo por detrás de la cabeza, con la espalda recta y las piernas estiradas. Extiende los brazos sobre el suelo y entrelaza las manos. Mira hacia el abdomen o la punta de la nariz. Mantén esta posición diez respiraciones prolongadas. Inspirando separa las manos y utilízalas para volver a la posición 1. Espirando deshaz la postura bajando tronco y piernas.

Esta postura rejuvenecedora estira y fortalece la parte superior del cuerpo estimulando la circulación y mejorando la digestión.

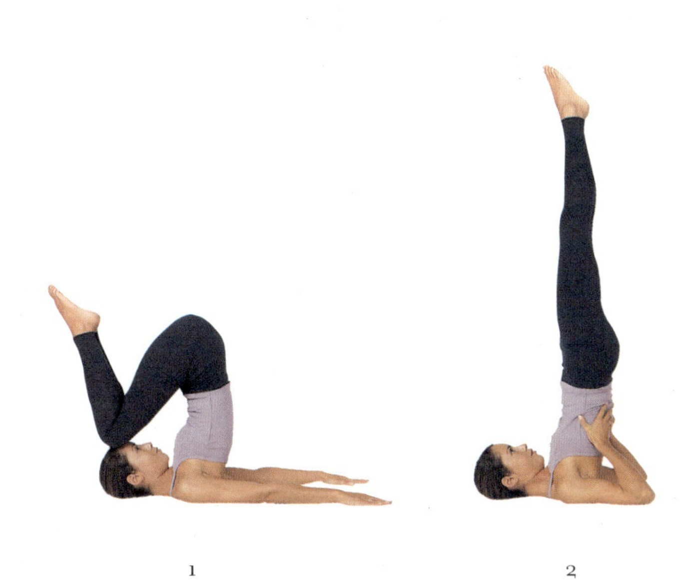

1

2

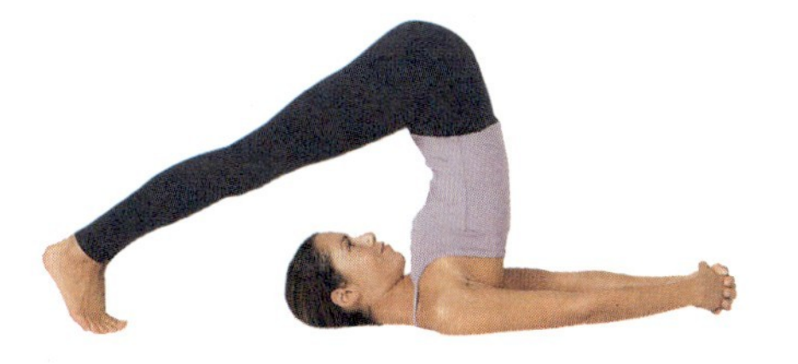

3

EL PEZ / PIERNAS EXTENDIDAS
Matsyasana/Uttanapadasana

1 Para empezar túmbate sobre la espalda con las piernas estiradas. Inspirando coloca las manos junto a los glúteos, flexiona los codos y eleva el tronco apoyándote en los antebrazos.

2 Espirando arquea la espalda hacia atrás descansando la cabeza sobre el suelo. Ensancha el pecho, alarga el abdomen y estira los pies apuntando hacia delante. Mira hacia tu "tercer ojo" y permanece en esta posición diez respiraciones prolongadas.

3 Repartiendo tu peso entre la cabeza y la parte inferior del cuerpo, suelta los brazos al espirar y extiéndelos por encima del tronco, con las palmas de las manos juntas. Con las piernas rectas y los pies juntos, levanta las piernas del suelo y apunta con los dedos de las manos hacia los pies. Mira hacia la punta de la nariz y mantén esta posición diez respiraciones prolongadas. Inspirando vuelve a apoyar los antebrazos en el suelo y levanta la cabeza. Espirando reposa tronco y piernas sobre el suelo.

Esta postura, opuesta a la de la vela, alivia tensiones en la parte superior de la espalda y expande pecho, hombros y cuello.

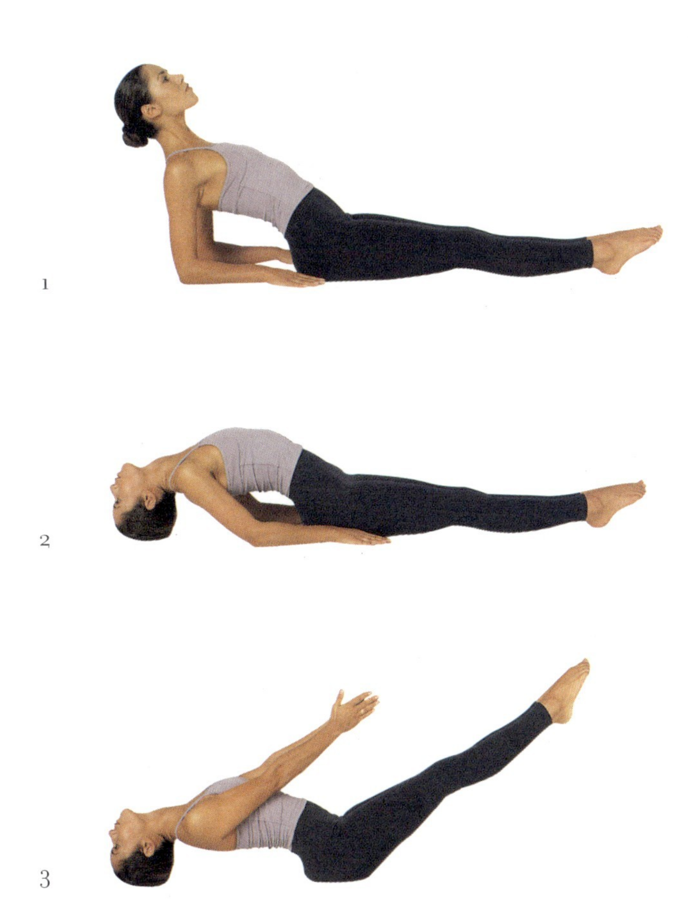
1
2
3

POSTURA DEL PINO
Shirhsasana

1 Inspira y arrodíllate. Apoya los antebrazos sobre el suelo al frente y toca cada codo con las puntas de los dedos de la mano opuesta. Espirando y, sin mover los codos, gira los antebrazos hacia fuera y entrelaza los dedos de las manos formando un triángulo. Apoya la corona de la cabeza sobre el suelo entre los antebrazos. Inspirando estira las piernas elevando las caderas.

2 Espirando camina con los pies hacia la cabeza. Inspirando apoya tu peso en brazos y hombros, y levanta los pies del suelo flexionando las rodillas.

3 Cuando te sientas seguro, estira las piernas al espirar, las puntas de los pies estiradas, encoge el abdomen y haz presión con los antebrazos. Mira hacia la punta de la nariz y mantén esta posición durante veinte respiraciones prolongadas. En la última espiración, baja las piernas al suelo.

Ésta es una postura importante que fortalece brazos y hombros, y mejora la oxigenación del cerebro.

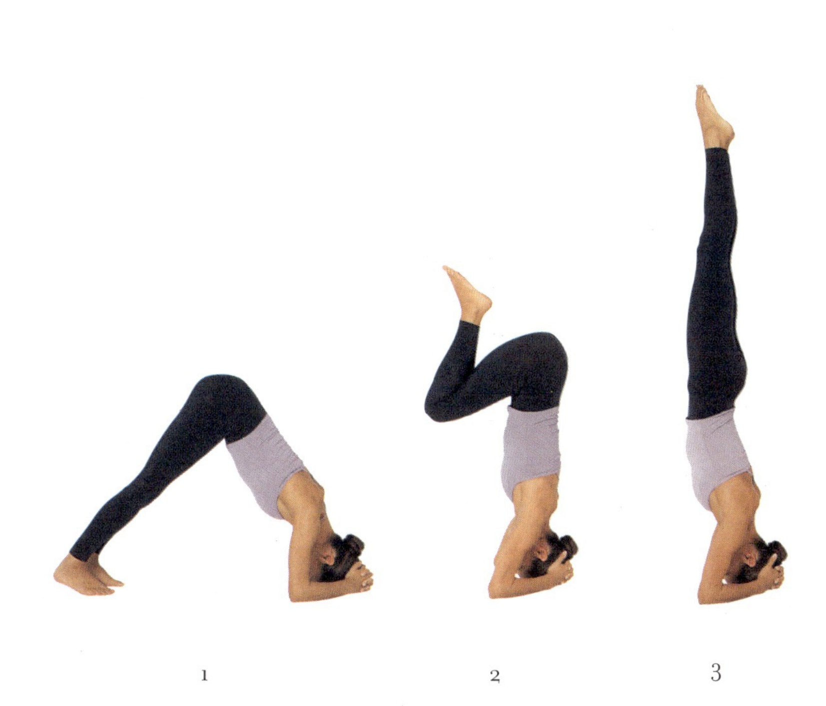

1 2 3

POSTURA DEL BEBÉ
Balasana

La postura del bebé es una postura opuesta al pino y equilibra los efectos de las inversiones corporales. Además, es una posición clásica de descanso en yoga, que puedes practicar siempre que necesites un descanso. Basada en la posición fetal, la postura del bebé posee efectos sumamente tranquilizadores y revitalizantes, y puede ser de gran ayuda si estás pasando por emociones difíciles, tanto en yoga como en tu vida en general. Comienza arrodillándote en el suelo con el tronco erguido. Siéntate suavemente sobre los talones manteniendo la columna recta. Deja los brazos sueltos en los laterales y relaja las manos. Espirando inclínate doblando la cintura dejando reposar el pecho sobre los muslos y la cabeza sobre el suelo frente a las rodillas. Desliza las manos por detrás en dirección a los pies y descansa los brazos sobre el suelo. Cierra los ojos y, manteniendo la respiración tranquila, constante y relajada, permanece en esta posición durante al menos diez respiraciones (o la mitad del tiempo que hayas empleado en la postura del pino, si ha durado más de diez respiraciones).

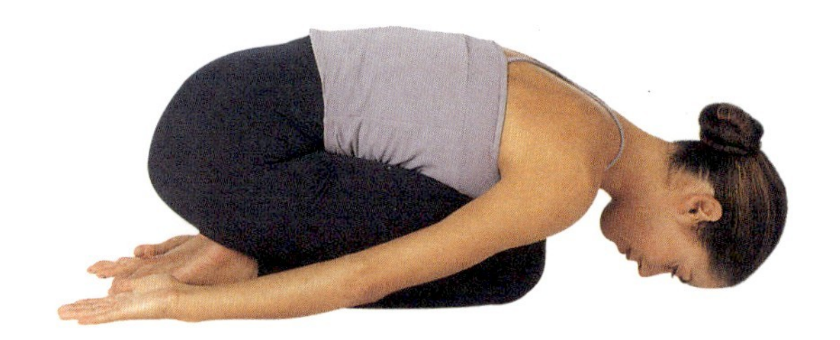

POSTURA CON PIERNAS CRUZADAS
Padmasana (modificada)

1 Empieza en posición de partida sentada. Inspirando acerca un pie hacia la ingle y después el otro, estirando las rodillas. Lleva los brazos por detrás de la espalda y sujeta los codos con las manos. Espirando dóblate hacia el suelo. Mira hacia tu "tercer ojo" y mantén esta posición al menos diez respiraciones prolongadas.

2 Inspirando siéntate en posición erguida. Espirando apoya las manos en el suelo justo detrás de las caderas, sobre las palmas y con los dedos mirando hacia delante. Inspirando arquea la espalda y eleva el pecho. Deja caer suavemente la cabeza hacia atrás. Mira hacia tu "tercer ojo" y mantén esta posición al menos diez respiraciones prolongadas.

3 Inspirando siéntate en posición erguida. Espirando coloca las muñecas sobre las rodillas, junta los dedos índice y pulgar. Encoge el abdomen y estírate desde la corona de la cabeza. Mira hacia la punta de la nariz y mantén esta posición al menos diez respiraciones prolongadas. Espira y deshaz la postura.

Esta posición meditativa ayuda a expandir las caderas, mejorar la postura y la circulación, y relaja mente y cuerpo favoreciendo la concentración.

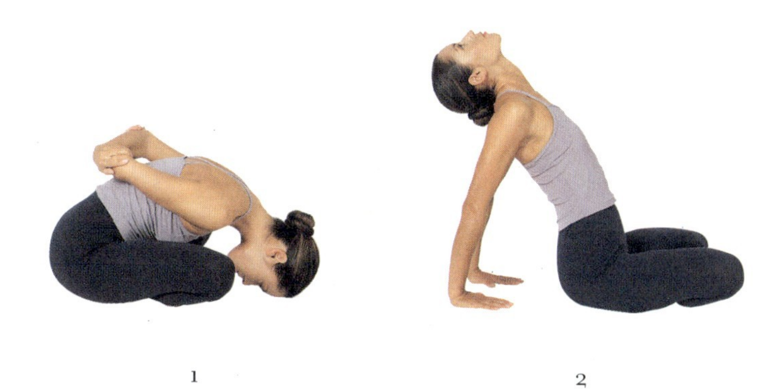

1 2

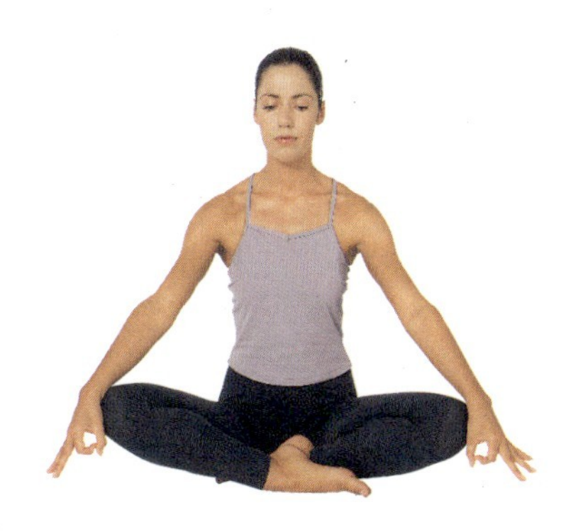

3

POSTURA DEL CADÁVER
Savasana

Al final de cada práctica de yoga dedica siempre tiempo a esta postura. Te ayudará a tranquilizar tu mente y reajustar tu cuerpo, equilibrando los efectos de las diferentes posturas de las secuencias realizadas. Espirando túmbate sobre la espalda con los brazos en los laterales, las piernas estiradas, con los pies separados el ancho de las caderas. Extiende los brazos con las palmas de las manos mirando hacia arriba para abrir por completo el pecho. Deja que los pies caigan hacia los lados. Ajusta el cuerpo lo necesario para asegurar que esté alineado simétricamente y sentirte totalmente cómodo. Retoma una respiración normal, cierra los ojos y relájate, dejando que el suelo te sostenga y sintiendo cómo tu cuerpo se hunde en éste. Al mismo tiempo, concéntrate en las diferentes partes de tu cuerpo, empezando por los pies y recorriendo el cuerpo hasta la cabeza. Intenta hacer desaparecer toda tensión restante. Por último, centra tu mente en el interior de tu cuerpo, concentrándote en el ritmo relajado de tu respiración. Permanece en esta posición durante al menos cinco minutos.

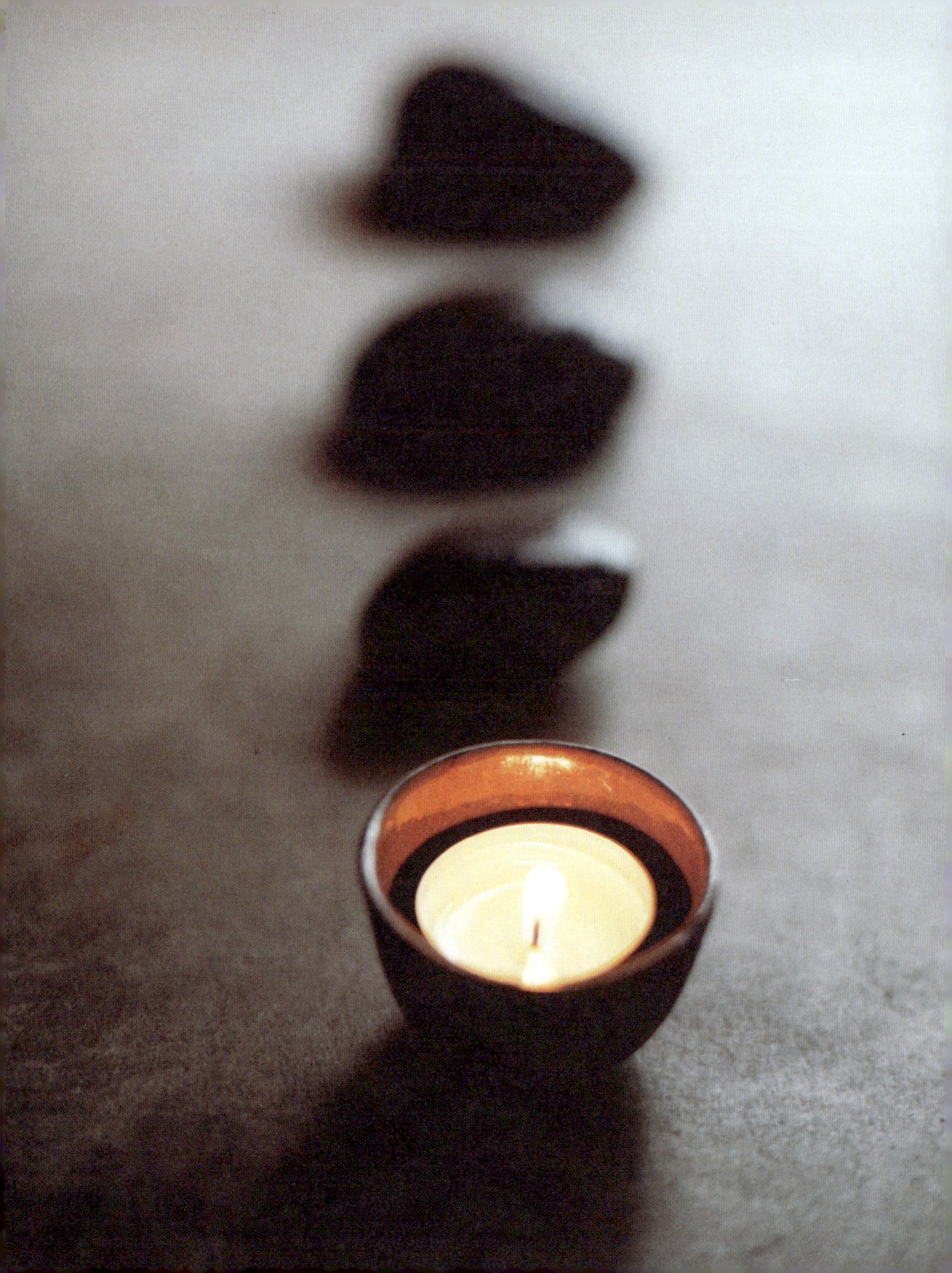

Arriba, el firmamento:
cielo, sol, estrellas, lunas, planetas.
Abajo, los elementos:
espacio, aire, fuego, agua, tierra.
Desde ellos, el cuerpo:
silueta y figura, respiración vital,
fuego digestivo, sangre y agua, esqueleto y carne,
Y los sentidos: oído, tacto, vista, gusto, olfato.
Como complemento a esos grupos de cinco,
El sabio descubrió que todas las cosas son sagradas.
El interior se puede completar con el exterior.

TAITTIRIYA UPANISHAD (siglo VII a.C.)

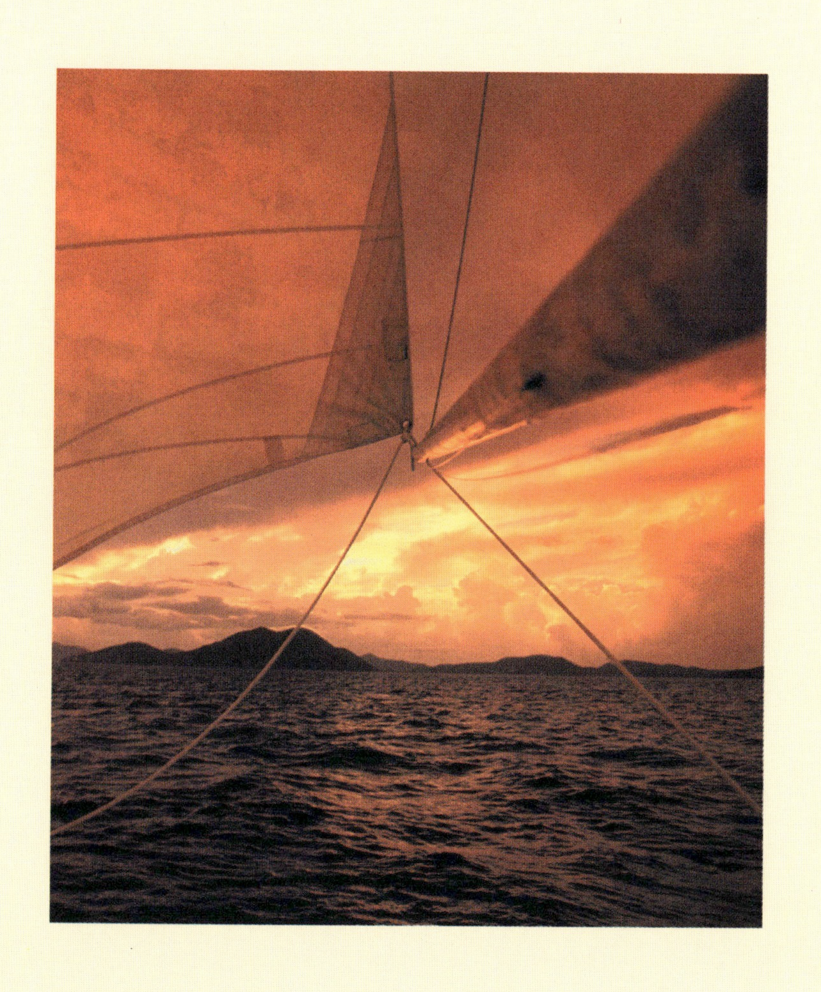

Capítulo Seis

estilo de vida ashtanga

Como ya hemos visto, el objetivo principal del Ashtanga yoga (especialmente el de las Series Primarias) consiste en cultivar un cuerpo fuerte y flexible, y una mente clara y centrada, a través de la práctica de posturas y técnicas de control de la respiración. Muchas veces son éstos los motivos que atraen a alumnos a las clases de Ashtanga yoga. Sin embargo, lograr salud física es en realidad tan sólo uno de los aspectos del yoga. Practicando otros de los limbos resumidos en los *Yoga Sutras* de Patanjali (ver pág. 12), se accede a la llave para introducir el Ashtanga en todas las esferas de nuestras vidas, tanto en casa como en el trabajo.

Los ocho limbos del yoga según Patanjali se pueden dividir en dos grupos: los limbos exteriores del *yama* (ética), *niyama* (autodisciplina), *asana* (posturas) y *pranayama* (respiración controlada); y los limbos interiores del *pratyahara* (abandono de los sentidos), *dharana* (concentración), *dhyana* (meditación) y *samadhi* (iluminación o unión con el Ser verdadero).

Este capítulo comienza tratando los limbos exteriores: las actitudes hacia fuera y las prácticas que deberíamos adoptar hacia nosotros mismos, hacia los demás y nuestro entorno. Una vez entendido esto, podremos dar nuestros primeros pasos en el sendero meditativo del yoga y aprenderemos entonces lo que son los limbos interiores, que nos llevarán a un viaje de descubrimiento personal y transformación espiritual.

LOS LIMBOS EXTERIORES

Los limbos exteriores del yoga requieren esfuerzo físico y entrenamiento pleno de la mente y el cuerpo, como preparación para acceder a los limbos interiores. Además de *asana* y *pranayama* (tratados en capítulos anteriores), los limbos exteriores se componen de *yama* y *niyama*, relacionados con nuestra actitud personal, social y ética, y modo de comportamiento.

Yama ética

Yama es el primer limbo exterior y consta de cinco principios morales que nos enseñan cómo comportarnos en las relaciones con los demás y en nuestro entorno. El primer principio es *ahimsa*, que significa no violencia. Este principio nos obliga a adoptar una actitud de compasión hacia todos los seres vivos. Tradicionalmente *ahimsa* incluía una alimentación vegetariana, pero hoy en día se puede entender como una conducta general de respeto tanto hacia nosotros mismos como hacia nuestro entorno. Cultiva el *ahimsa* al practicar yoga: no olvides escuchar a tu cuerpo y respetar sus limitaciones; cuida de no caer en la tentación de forzar tu cuerpo a hacer posturas que sobrepasan sus capacidades. El segundo *yama* es la actitud de *satya* o sinceridad. La honestidad total requiere gran valor, pero no hay que olvidar que decir una mentira, por pequeña que sea, socava nuestro sentido de la dignidad, no sólo en los ojos de los demás sino, lo que es más importante, en nuestros propios ojos.

Asteya (no robar) es el tercer *yama* y consiste en no ambicionar más de lo que se necesita. Por ejemplo, deberíamos evitar consumir ya sea tiempo, energía o riqueza de otras personas a no ser que nos lo ofrezcan voluntariamente.

El cuarto *yama* es *bramacharya*. Tradicionalmente se entendía como la práctica de la castidad. Hoy tiene un sentido más amplio de ejercer la moderación y el autocontrol en todas las esferas de nuestra vida.

Apariggraha es el quinto *yama* y significa desapego o no ser posesivo. Un modelo habitual de comportamiento es resistirse a cambios apegándose a las cosas, ya sea a deseos, personas o posesiones materiales, en un intento de crear una sensación de confianza y seguridad. Sin embargo, esa actitud nos impide seguir un camino libre y vital. Es preferible acoger con satisfacción todo cambio, considerándolo como una oportunidad de desarrollo y aprendizaje.

Niyama autodisciplina

Niyama es el segundo limbo exterior, consta de cinco principios que ayudan a la mente a centrarse en la búsqueda de la iluminación. El primer *niyama* es *sauca*, que significa limpieza o pureza. *Sauca* no se refiere sólo a la limpieza corporal, sino también a nuestra salud interior. Para practicar *sauca* intenta limitar las toxinas que sueles ingerir habitualmente: alcohol y tabaco, pero también aditivos en productos elaborados, pesticidas utilizados en la fruta, y las sustancias químicas del agua del grifo.

El segundo *niyama* es *samtosa* (satisfacción). Para alcanzar el samtosa debemos concentrarnos en las cosas positivas que son una bendición en nuestro presente. Ese sentimiento de gratitud nos lleva a experimentar una sensación automática de abundancia que nos llena de satisfacción. Practicar la meditación de la pág. 118 te ayudará a experimentar el *niyama*.

El tercer *niyama* se llama *tapas*, literalmente significa "fuego" o "calor". Vivir con *tapas* es adoptar una actitud de entusiasmo y compromiso fervientes en todo lo que hacemos: desde faenas triviales como limpiar la cocina, hasta tareas más desafiantes como cumplir con plazos límite. Si canalizamos nuestras energías de este modo, nos volveremos más efectivos y estaremos más satisfechos con los resultados.

El cuarto *niyama*, *swadhyaya*, significa estudio sobre uno mismo. *Swadhyaya* consiste en desarrollar la conciencia sobre nosotros mismos – deseos inconscientes que determinan nuestro comportamiento y creencias que nos limitan –, con el fin de ampliar nuestro potencial como seres humanos. Para desarrollar este niyama deberás reflexionar sobre tu relación con la práctica de yoga. ¿Qué actitud adoptas con cada postura de yoga? Posiblemente veas reflejadas tus actitudes hacia la vida en general. Esta concienciación es el primer paso para cambiar de actitud.

El último de los *niyama* es *ishwara-pranidhana*, que significa devoción hacia un ser superior o una fuente de energía. Si eres religioso puedes practicar este *niyama* rindiendo culto al dios de tu creencia particular. Si no, puedes reflexionar simplemente en reverencia y agradecimiento por el milagro del mundo que te rodea y de tu existencia.

CREAR SATISFACCIÓN

Este ejercicio de visualización te ayudará a desarrollar *samtosa* (satisfacción) en tu vida. Si lo practicas por las mañanas antes de levantarte, mejorará tu estado de ánimo para el resto del día.

1. Siéntate o túmbate sobre el suelo en una posición cómoda, con la espalda estirada. Entrecierra los ojos y suaviza la mirada.
2. Reflexiona sobre la palabra satisfacción. ¿Qué significa para ti? ¿Cómo se manifiesta dentro de ti, en tus pensamientos y sentimientos?
3. Piensa en algún momento del pasado en el que sentiste satisfacción. Quizás al sacar al perro a pasear, disfrutando del calor de los rayos de sol primaverales, o pasando tiempo con tus seres queridos. Imagina que estás reviviendo ahora aquel momento, permite que los sentimientos de satisfacción te inunden, llenando tu mente e impregnando todo tu cuerpo.
4. Deja que las memorias desaparezcan, pero no dejes escapar el sentimiento de satisfacción que has creado. Cuando estés preparado, haz volver a tu conciencia al presente.

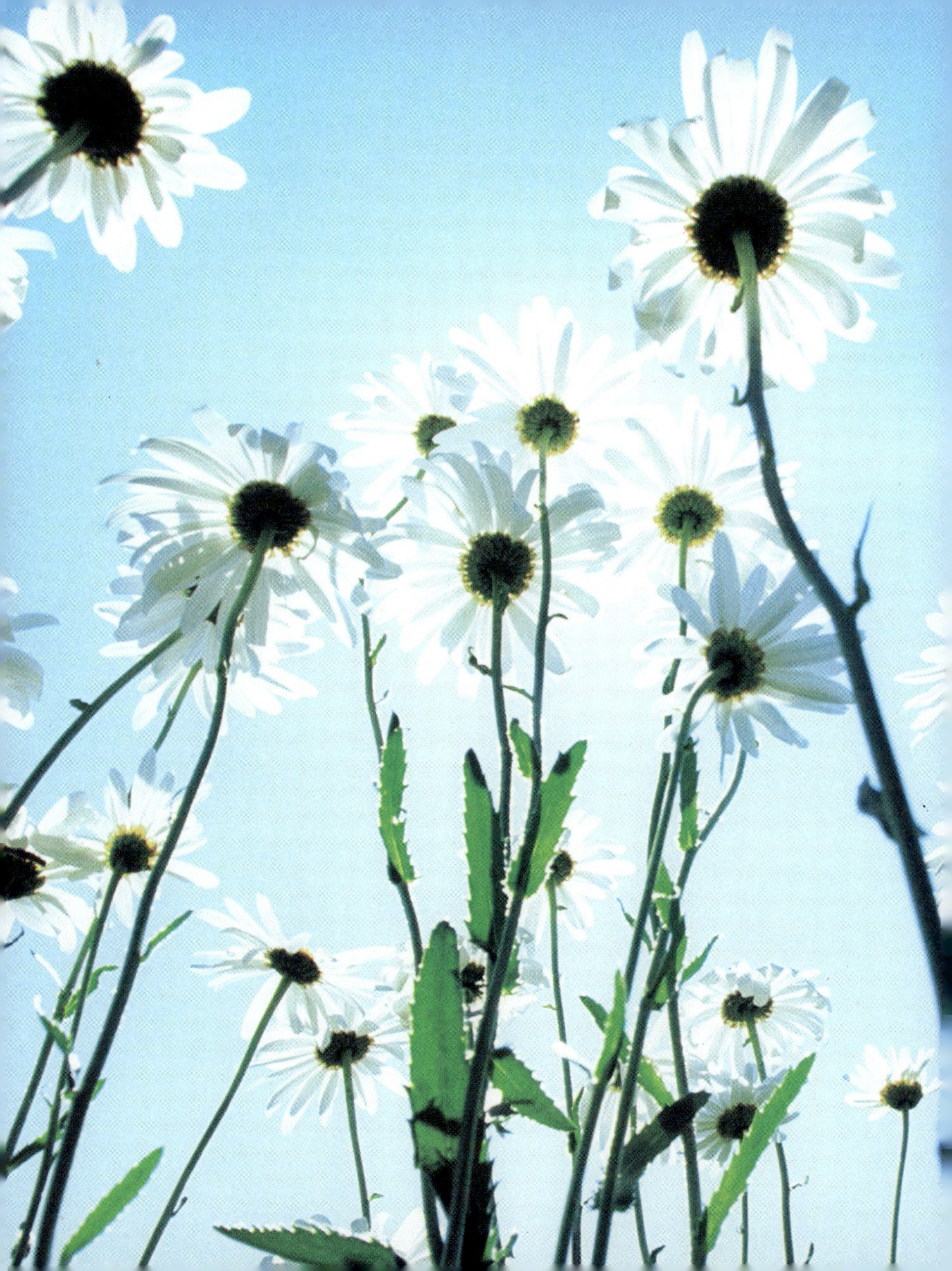

LOS LIMBOS INTERIORES

Una vez que hemos logrado el control sobre la mente y el cuerpo practicando los limbos exteriores del yoga, estamos listos para desarrollar los limbos interiores: *pratyahara*, *dharana*, *dhyrana y samadhi*. Estos limbos representan las cuatro etapas de un camino hacia nuestro interior que nos conduce a la iluminación espiritual: el descubrimiento de un punto de calma en nuestro ser y la unión con la conciencia universal.

Pratyahara abandono de los sentidos

Pratyahara es el primer paso en el camino hacia la meditación, dado que desviamos nuestra atención del mundo exterior (que experimentamos a través de los sentidos) hacia nuestro mundo interior. En Ashtanga yoga los drishtis (puntos de fijación; ver pág. 27) nos ayudan a desarrollar este limbo: concentrándonos en puntos fijos limitamos nuestra visión del entorno.

Dharana concentración

Cuando somos capaces de concentrarnos por completo en nuestro ser interior, sin que nos distraigan los pensamientos, emociones o actividades de otras personas, alcanzamos el estado de *dharana*. Practicar la sencilla meditación explicada en la pág. 123 te ayudará a desarrollar este limbo.

Dhyana meditación

Dhyana describe un estado de meditación profunda en el que perdemos la sensación de separación entre el ser y el hacer. Por ejemplo, cuando practicamos las *vinyasas* en Ashtanga yoga, alcanzamos *dhyana* cuando estamos tan absortos en la práctica que logramos experimentar nuestro ser, nuestro movimiento y nuestra respiración como una unidad.

Samadhi unión con el Ser verdadero

Traducido literalmente del sánscrito *samadhi* significa la "paz que supera todo entendimiento". *Samadhi* es el estado de meditación máximo: el punto del "yoga" o de la "unión" en el que se dice que el yogui alcanza la iluminación espiritual. En este estado, toda sensación restante de separación del Ser se disuelve cuando el yogui experimenta la unión: una sensación completa de conexión con el universo y todo lo que éste contiene.

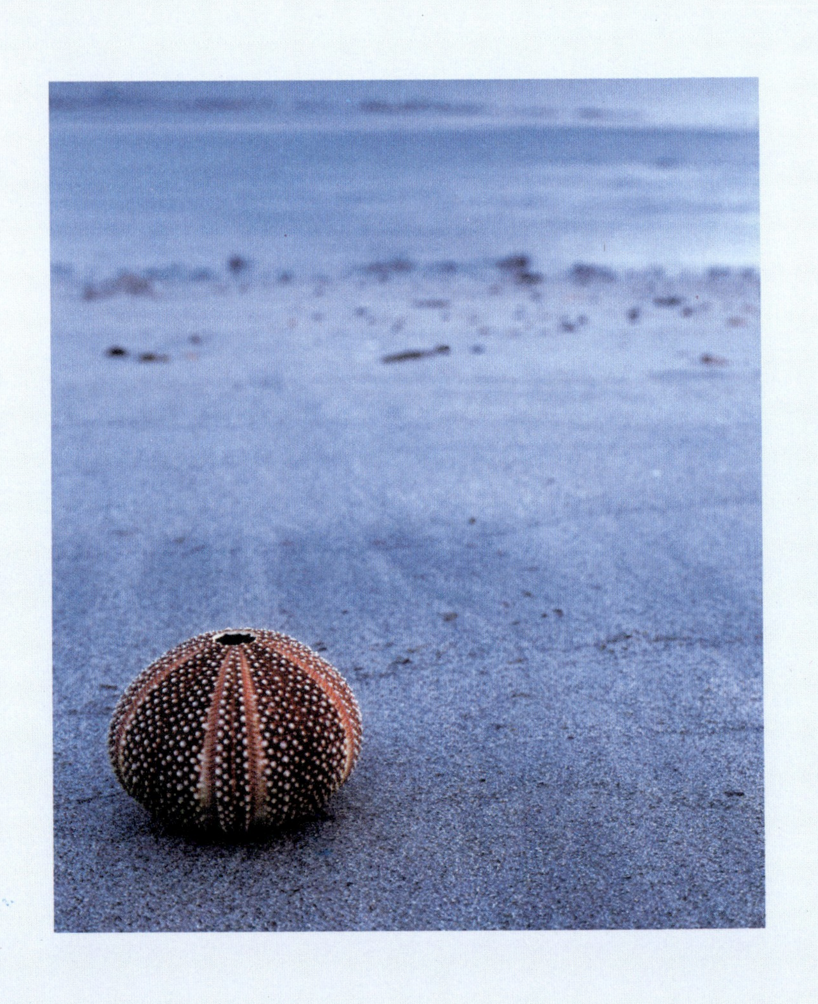

DESARROLLAR EL DHARANA

Practica este sencillo ejercicio de meditación al final de cada sesión de yoga: te ayudará a desarrollar la concentración del *dharana*, liberando tu mente de distracciones y centrando la atención en tu interior. Ve avanzando en esta meditación despacio. Empieza con diez minutos y aumenta su duración cuando te sientas preparado.

1 Siéntate en una posición cómoda sobre el suelo o sobre una silla, con la espalda recta y los ojos cerrados.
2 Concentra cada uno de tus sentidos en la acción física de la respiración: escucha los sonidos rítmicos e intensos de cada inspiración y espiración; siente el aire cuando entra y sale por los orificios nasales; siente la expansión y contracción de la cavidad de tu pecho; visualiza cada respiración y su fluir al entrar y salir de los pulmones.
3 Si aparecen pensamientos que te distraen, no te sientas frustrado. Simplemente observa cada pensamiento que pasa por tu mente sin juzgarlo. Después vuelve a concentrarte otra vez en la respiración.

Cuando vivimos nuestras vidas con pasión,
es como una cruzada
por nuestros corazones:
nos atrevemos a tener esperanza y a soñar,
sin miedo a cometer errores;
nos inspira el gran objetivo,
nuestros pensamientos son ilimitados y nuestras
mentes se abren para
abrazar un mundo de posibilidades ilimitadas;
talentos y dones ocultos despiertan
a la luz del desafío y la emoción;
y descubrimos que somos mucho mejores personas
de lo que jamás hubiésemos imaginado.

PATANJALI

YOGA SUTRAS (aprox. 200 a.C.–200 d.C.)

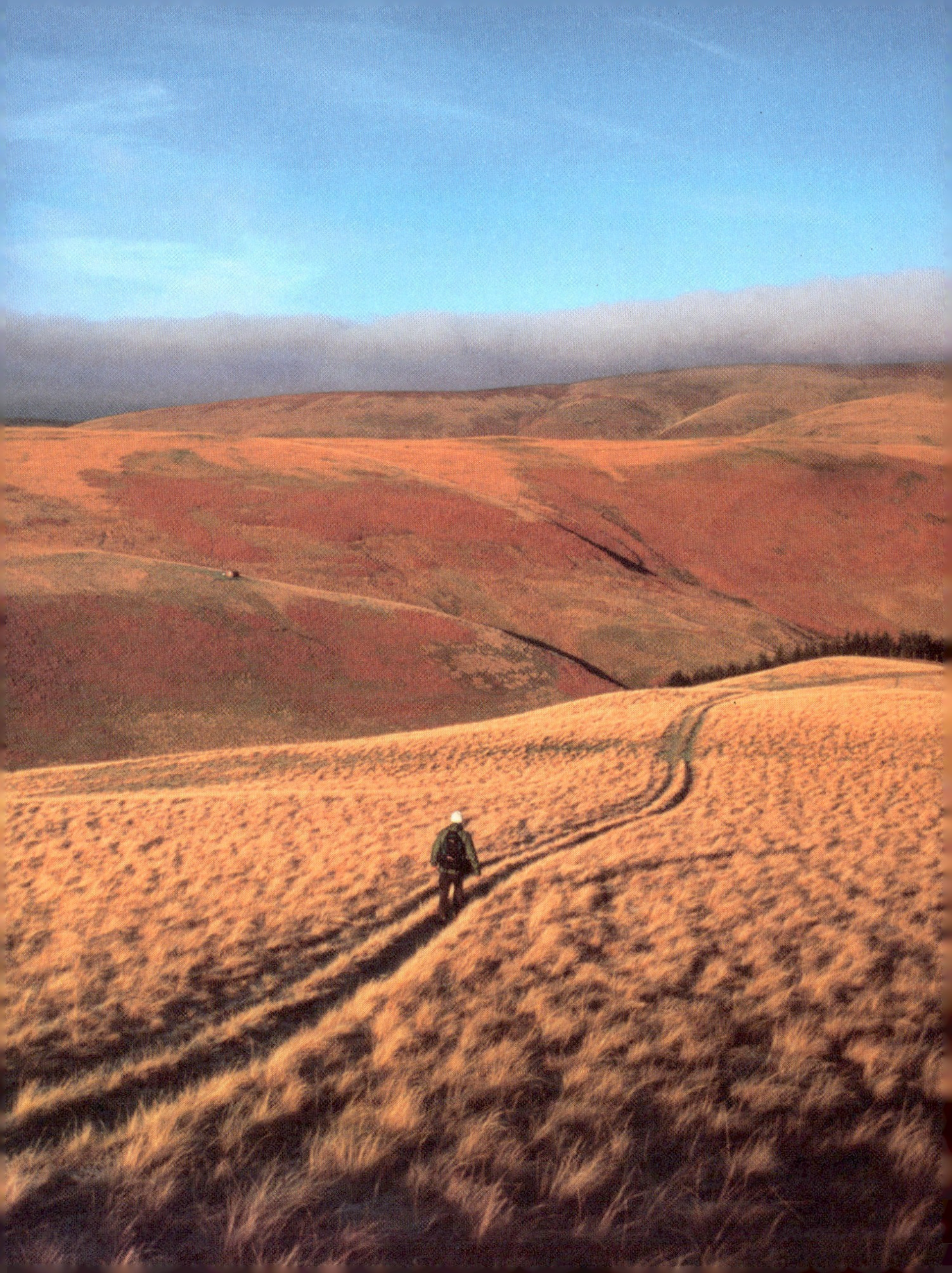

GLOSARIO

CRÉDITOS DE FOTOGRAFÍA Y AGRADECIMIENTOS

Créditos de fotografía

El editor desearía expresar su agradecimiento a las siguientes personas, museos y archivos fotográficos por permitir la reproducción de sus materiales. Se ha hecho lo posible por identificar a los titulares del Copyright. No obstante, rogamos se disculpe cualquier omisión involuntaria y, si se nos proporciona la información pertinente, procederemos a corregir futuras ediciones.

Página 13 Makoto Saito/Photonica; **26** Mieko Kanasachi/Photonica; **33** Getty/Image Bank; **37** Yukari Ochiai/Photonica; **49** Steve Bloom Images; **73** Getty/Stone; **95** Getty/Stone; **109** Getty/Stone; **111** Getty/Image Bank; **119** Getty/Image Bank; **122** Getty/Image Bank; **125** Getty/Stone

Agradecimientos del autor

Dedico este libro a todos los profesores que me han instruido a lo largo de mi camino, especialmente a mis primeros profesores: a Francis, mi madre; a William, mi padre; a Michael y Sara, mi familia. A Kate, gracias por tu corazón, tu amabilidad, fe y apoyo constantes en mi camino del yoga; a Sarah y Nigel, gracias por las muchas sonrisas y por estar ahí. A Lois, que me enseñaste tanto, ¿cómo podré jamás agradecértelo? No tengo palabras... A Ross y la clase del 88, pasamos un tiempo estupendo. Por momentos y lecciones muy especiales quisiera agradecer, sin orden particular, a: Wendy, Ambro, Lino, Louly, Catherine, Nick y Helena, Barty, Angela, Russ y Caron, Noonie y Jiggster, por nombrar tan sólo a algunos. A todos mis estudiantes, para que continuéis siendo mis profesores y mi inspiración. Espero veros practicando (sobre la esterilla) en alguna ocasión.

Con amor y abrazos, que la paz y la luz os acompañen siempre.

OM Shanti Namaste

Anton ×

Agradecimientos del editor

Modelo: Kate Moore

Maquillaje: Tinks Reding